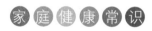

家庭健康常识

高血压防治超图解

[日]富野康日己 **主编**

孟宇乐 **译**

U0242268

中国纺织出版社有限公司

图书在版编目（CIP）数据

高血压防治超图解／（日）富野康日己主编；孟宇
乐译. -- 北京：中国纺织出版社有限公司，2020.5
（家庭健康常识）
ISBN 978-7-5180-6236-2

Ⅰ.①高… Ⅱ.①富… ②孟… Ⅲ.①高血压—防治
—图解 Ⅳ.①R544.1-64

中国版本图书馆 CIP 数据核字（2019）第 099272 号

原文书名：ウルトラ図解高血圧・動脈硬化
原作者名：富野康日己
ULTRA ZUKAI KOUKETSUATSU DOUMYAKUKOUKA
© YASUHIKO TOMINO 2015
Originally published in Japan in 2015 by HOUKEN CORPORATION.
Chinese (Simplified Character only) translation rights arranged with
HOUKEN CORPORATION. through TOHAN CORPORATION, TOKYO.
本书中文简体版经 HOUKEN CORPORATION. 授权，由中国纺织出版社有限公司独家出版发行。
本书内容未经出版者书面许可，不得以任何方式或任何手段复制、转载或刊登。
著作权合同登记号：图字：01-2018-6177

责任编辑：傅保娣　　　　　责任校对：王花妮
责任印制：王艳丽　　　　　责任设计：品欣排版

中国纺织出版社有限公司出版发行
地址：北京市朝阳区百子湾东里 A407 号楼　邮政编码：100124
销售电话：010—67004422　传真：010—87155801
http：//www. c-textilep. com
E-mail：faxing@ c-textilep. com
中国纺织出版社天猫旗舰店
官方微博 http://weibo. com/2119887771
北京通天印刷有限责任公司印刷　各地新华书店经销
2020 年 5 月第 1 版第 1 次印刷
开本：880×1230　1/32　印张：5
字数：90 千字　定价：39.80 元

凡购本书，如有缺页、倒页、脱页，由本社图书营销中心调换

前言——为了生活，要与高血压战斗下去

日本的高血压患者已经超过 4300 万人，而高血压也被称为日本的国民疾病之一、万病之源。事实上，随着年龄的增加，人们患高血压的风险增大，任何人都有可能患高血压。

在导致日本人死亡的三大疾病——癌症、心脏病、脑卒中中，高血压与心脏病、脑卒中息息相关。也就是说，高血压是一种可能会诱发危及生命疾病的原因。

但是，高血压患者可能没有任何能够感觉到的症状，所以无法自我意识到其危险性。事实上，许多高血压患者在医院开始治疗时，病情就已经恶化到一定程度，大部分患者的状况不容乐观。

另外，即便没有诱发心脏病、脑卒中等严重的疾病，高血压也会给肾脏造成严重的负担，长此以往还可诱发肾病。

但是，高血压患者或血压较高的人，没有必要放弃治疗。

高血压是一种生活方式疾病，所以饮食、运动等生活方式会对高血压产生强烈的影响。也就是说，可以通过改善饮食和运动等生活习惯来防止高血压的病情恶化，辅助治疗。

随着研究的深入，出现很多对患者影响较小，且效果较好的抗高血压药物。

高血压治疗中最重要的是，不能放弃，不厌倦，积极配合医生进行治疗。

本书详细介绍了高血压的基础知识、治疗方法及改善生活方式的方法等内容。希望帮助大家战胜高血压，快乐地享受生活。

富野康日己

目录

第1章

什么是血压

遍布全身的血液的作用　2

● 血液的通路遍布全身　2

● 血管是氧气和营养物质的供给渠道　4

了解一下血管的结构　6

● 血管中的压力为什么会改变　6

● 血管自身的原因也会导致血压上升　8

● 一天中，血压在不断变化　10

● 肾脏和血压的关系非常密切　12

试着测量一下血压　14

- ●正常的血压值　14
- ●在家的血压和在医院的血压　16

第2章

千万不能对高血压和动脉硬化掉以轻心

为什么会得高血压　20

- ●高血压有两种类型　20
- ●不知不觉就患上了高血压　22
- ●这样的生活习惯会诱发高血压　24
- ●要注意代谢综合征　26
- ●高血压会使肾功能低下　28

对高血压置之不理会导致动脉硬化　30

- ●动脉硬化引起的各种疾病　30
- ●血管里正在发生什么　32
- ●高血压会加速动脉硬化　34
- ●因为血管问题引起的脑卒中和心肌梗死　36

引起高血压的疾病　38

- 什么是继发性高血压　38
- 肾功能低下引起的高血压　40
- 肥胖和睡眠呼吸暂停综合征也会诱发高血压　42
- 其他类型的继发性高血压　44

高血压产生的并发症　46

- 各种各样的疾病正在等着你　46

高血压的检查和诊断　48

- 分清原发性高血压和继发性高血压　48
- 继发性高血压和脏器损害的检查　50

要注意隐匿性高血压　52

- 在体检和就医时伪装为正常的血压值　52

高血压的治疗方法　54

- 为每位患者制订不同的治疗方案　54
- 治疗的基本内容为改善生活方式和服用降压药　56

第3章
通过改善饮食习惯来控制高血压

掌握饮食疗法的基本内容　60
- ●饮食要注意营养均衡，控制热量的摄入，减少盐分　60

首先，要努力维持适当的体重　62
- ●纠正引起肥胖的饮食习惯　62
- ●一起思考每天必要摄入的热量是多少　64

最重要的是控制食盐的摄入量　66
- ●食盐摄入过量会导致血压上升　66
- ●检查一下食品中的含盐量　68
- ●用烹饪手段减少盐分　70

要多吃的食物和要避免的食物　72
- ●多吃蔬菜水果　72
- ●注意脂肪的过量摄取及其质量　74
- ●食用青鱼有利于控制血液中胆固醇的含量　76
- ●其他需要积极摄取的营养物质　78
- ●适量饮酒　80

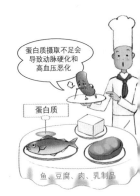

蛋白质摄取不足会导致动脉硬化和高血压恶化

蛋白质

鱼、豆腐、肉、乳制品

●保健功能食品的含义和使用　82

有并发症的患者饮食注意事项　**84**

●并发肾脏疾病的患者　84

●并发糖尿病的患者　86

●并发血脂异常的患者　88

☆专栏　在外用餐时，挑选菜品的秘诀　90

第 4 章

防治高血压的日常生活经验

自己在家测血压　**92**

●医生要重视患者在家测量的血压值　92

●正确测量血压　94

高血压治疗过程中，运动疗法也十分重要　**96**

●适当运动可以预防和改善高血压　96

●运动前要咨询医生　98

●有氧运动有降压的效果　100

●推荐走路　102

●提升有氧运动的效果　104

●日常生活中可以产生运动量的活动　106

●通过"增加10min"来增加运动量　108

控制血压上升的生活习惯　110

●不要打乱生物钟，过有规律的生活　110

●必须戒烟！吸烟会对血压产生很大的影响　112

●注意冬季血压的上升　114

●有效控制自己的压力　116

●高血压患者的泡澡方法　118

●日常生活中其他的注意事项　120

☆专栏　使用血压记录本　122

第5章

降压药治疗

什么是降压药　124

●什么情况下需要服用降压药　124

●根据病情和降压目标选择降压药　126

降压药可根据作用分类　128

- ●降压药大致分为两类　128
- ●扩张血管的钙通道道阻滞药　130
- ●抑制血管收缩的血管紧张素受体阻断药　132
- ●抑制血压上升的血管紧张素转换酶抑制药　134
- ●其他降压药　136

药物的合用　138

- ●同时服用几种药物的效果　138

服用降压药时需要注意的事情　140

- ●血压没有降低，出现反弹和不良反应时　140

老年人的降压药治疗　142

- ●降压目标和药物的选择　142

有并发症时的降压药治疗　144

- ●并发症不同，治疗方法也不同　144

改善高血压，过舒适的生活　146

- ●养成对血压友好的生活习惯　146

参考文献　147

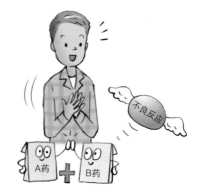

【原版书设计】（株）イオック

【図解設计・插画】（株）イオック

【編辑协力】アーバンサンタクリエイティブ / 大工明海

第 1 章

什么是血压

虽然我们平时经常会说"血压变高了",但是血压的定义是什么?血压又是怎样产生的呢?

遍布全身的血液的作用

血液的通路遍布全身

血液分布于手、脚、皮肤、肌肉及支撑它们的骨头等全身的器官和组织。我们的身体由各种不同的器官和组织构成，其中维持生命活动不可缺少的就是心脏和血液。

包括手、脚和肌肉在内，我们的身体大概由 60 兆个细胞构成，氧气和营养物质是维持细胞工作的必要物质。而且，细胞工作后会产生二氧化碳和代谢产物。血液的功能就是，将氧气和营养物质运输至细胞，并回收二氧化碳和代谢产物。心脏是将血液输送到全身的器官，它起到了泵的作用。人的心脏重有 200~300g，相当于自己拳头的大小，每分钟可以收缩 60~80 次，搏出 6L 左右的血液，非常能干。

心脏的收缩可以将血液推入大动脉，然后运送至全身。这和自行车的充气装置及轮胎内胎的构造非常相似。心脏是充气装置，血管是内胎。给自行车的车胎打气，将空气推入内胎后，车胎内部就会产生气压。通过确认轮胎的坚硬程度，来确认气有没有打好。同样的道理，心脏收缩时，血管内部产生的就是血压。

接下来将详细介绍我们的生命不可缺少的血液是怎样工作的。

心脏和血液是维持生命活动不可缺少的

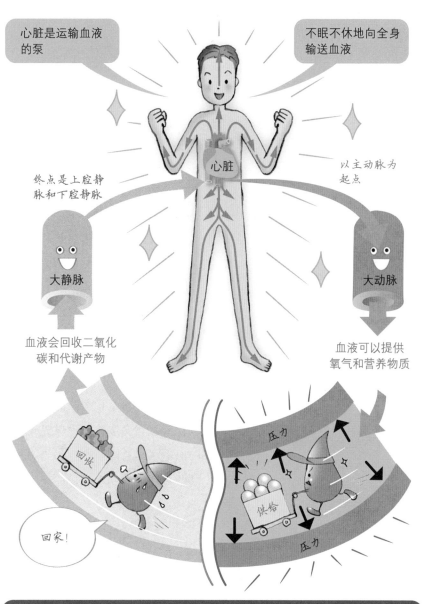

心脏是运输血液的泵

不眠不休地向全身输送血液

终点是上腔静脉和下腔静脉

以主动脉为起点

心脏

大静脉

大动脉

血液会回收二氧化碳和代谢产物

血液可以提供氧气和营养物质

回收

压力

供给

压力

回家！

血压就是血液流动时血管壁承受的压力

血管是氧气和营养物质的供给渠道

前面已经提到，血液的作用是给全身的细胞运送氧气和营养物质。那么，血液是如何向全身运送这些物质的呢？

首先，血液流动的起点是心室，心室分为左心室和右心室。心脏收缩后，从右心室送出的血液会通过肺动脉进入肺部。然后经过肺部的毛细血管，释放二氧化碳、吸收氧气后，再经由肺静脉返回左心房。这个过程称为肺循环。此过程可以提高血液中的氧气含量。

回到左心房的血液随着心脏的收缩进入左心室，再经主动脉输送到全身。这个过程称为体循环。这个过程中，肺部吸入的氧气可以输送到全身。血液在全身循环后，被各个细胞"使用过"的血液会通过大静脉返回右心房。之后再次被送入肺循环。

在体循环的过程中，血液有不同的目的地。首先，所有的细胞为了维持所在生命的活动，氧气和营养物质是必不可少的。血液从动脉流入毛细血管，输送氧气和营养物质，回收二氧化碳和代谢废物*后，从毛细血管流入静脉，最后返回心脏。

例如，为了能让手部运动，手部的肌肉会开始工作，这时，肌肉会使用氧气和营养物质，之后排放二氧化碳和代谢废物。也就是说，为了能够让"手部活动"，需要更多的血液运送所需物质。另外，像是饭后的消化器官那样，我们意识不到的身体的活动，也会需要大量的氧气和营养物质。

用语解说 **代谢废物** 食物在身体内部被利用，物质代谢后，所产生的没必要存在的物质。氨、尿素、尿酸等代谢废物会通过尿液和汗液排出体外。

维持细胞生命活动的血液循环系统

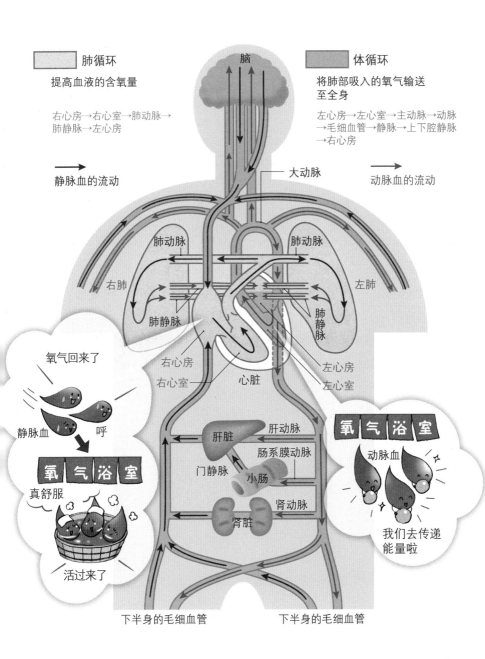

肺循环
提高血液的含氧量

右心房→右心室→肺动脉→
肺静脉→左心房

→ 静脉血的流动

体循环
将肺部吸入的氧气输送
至全身

左心房→左心室→主动脉→动脉
→毛细血管→静脉→上下腔静脉
→右心房

→ 动脉血的流动

脑

大动脉

肺动脉   肺动脉

右肺   左肺

肺静脉   肺静脉

右心房   左心房

右心室   心脏   左心室

氧气回来了

静脉血   呼

氧气浴室

真舒服

活过来了

肝脏   肝动脉

门静脉   肠系膜动脉

小肠

肾动脉

肾脏

氧气浴室

动脉血

我们去传递
能量啦

下半身的毛细血管   下半身的毛细血管

5

了解一下血管的结构

血管中的压力为什么会改变

提到血压，你是否知道"收缩压（最高血压）"和"舒张压（最低血压）"这两个词呢？

事实上，血压不是恒定不变的。心脏通过收缩和舒张完成将血液送入主动脉以及从上下腔静脉中回收血液的任务。心脏每收缩一次，就会向主动脉搏出约 70mL 的血液，这时产生的压力就是收缩压。因为这是最强的压力，所以又称最高血压。

然而，心脏舒张的时候并非没有血压。主动脉就像一条弹力超强的"柔软的自行车内胎"。从心脏搏出的血液不是一次性流动，而是要使有弹力的大动脉扩张，所以在大动脉内保持一定的血液量。

心脏的瓣膜就像自行车的气门芯一样，可以防止血液逆流。心脏舒张时，瓣膜起到阻塞作用，使得血液不会逆流回心脏，之后通过血管弹力的收缩，将血液输送到全身。这时的血压就是舒张压，又称最低血压。

大动脉在运输血液的同时，会利用自身的弹力减轻大的血压的变化，之后继续运输血液。所以，大动脉的管壁具有特别强的弹性，而且比大静脉的管壁厚。

动脉的弹性可以保持血压的稳定

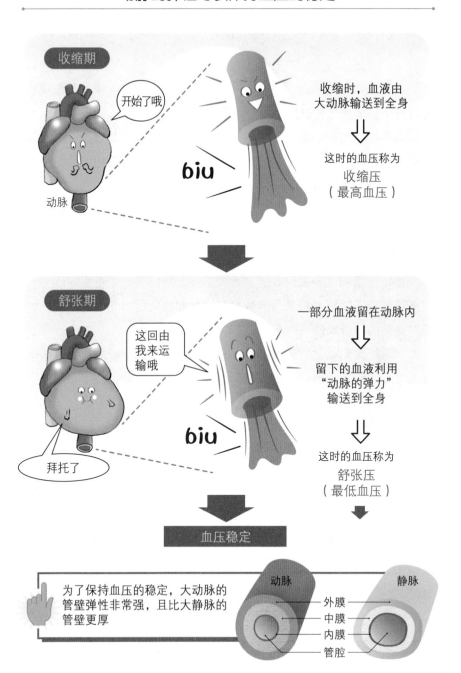

7

血管自身的原因也会导致血压上升

血管在输送血液的同时，会根据心脏收缩的节奏，通过扩张或收缩自身来调节血压。这里为大家整理了血压的决定因素。

血压的高低由心脏搏出的血液量、全身的血液量及血液流过血管时的阻力决定。一次心搏，一侧心室射出的血量称为每搏输出量（简称搏出量）。血液流过血管时产生的阻力称为血管阻力。

提起血管阻力，虽然主要为外周血管小动脉和微动脉对血流产生的阻力，但是血管变细、血液的黏稠度增高后造成的血液流通困难，也会增加血管阻力。

搏出量增加，心脏的收缩力必须更强，所以会产生更强的压力。目前虽然还不能解释清楚造成搏出量增加和血管阻力变高的原因，但是对这些能够造成强烈影响的已知因素就是动脉硬化。

动脉硬化是动脉管壁变硬的一种状态。血管壁变硬后，就无法很好地配合心脏收缩进行收缩或舒张，导致收缩压上升、舒张压反而下降。之后，输送血液的能力变弱，为了弥补这种能力，搏出量就会增加。而且，如果动脉硬化导致血管变细、血液回流困难、血管阻力增强，为了能够把必要的血液输送到全身，心脏就会使用更强的压力搏出血液，最终导致血压升高。

失去弹性的动脉是造成高血压的重要原因

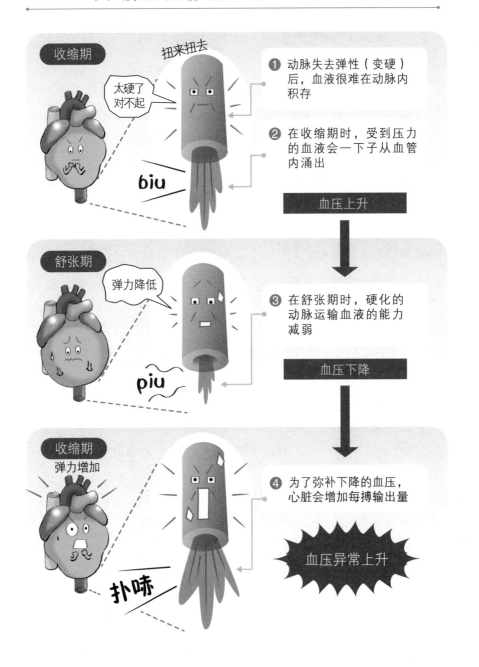

收缩期 扭来扭去
太硬了对不起
biu

① 动脉失去弹性（变硬）后，血液很难在动脉内积存

② 在收缩期时，受到压力的血液会一下子从血管内涌出

血压上升

舒张期 弹力降低
piu

③ 在舒张期时，硬化的动脉运输血液的能力减弱

血压下降

收缩期 弹力增加
扑哧

④ 为了弥补下降的血压，心脏会增加每搏输出量

血压异常上升

一天中，血压在不断变化

有人会说"因为低血压，早上好难受"。为什么低血压患者早上会感觉难受呢？这与血压的特性有关。血压是将血液输送到全身的压力，太高或者太低都不行。人体具有能够调整将必需的血液输送到需要部位的组织结构。

然而，必需的血液量不是恒定不变的。例如，肌肉的运动需要大量的氧气和营养物质，所以人在运动时需要大量的血液。也就是说，在活跃的白天和处于睡眠状态的夜间，机体需要不同的血液量。因此自主神经*会控制血压，调节血液的输送量。在活跃的白天，自主神经中的交感神经就会发挥作用，将血压保持在较高的状态，并且增加血液的输送量。到了夜间，副交感神经开始发挥作用，让身体进入休息状态，将血压保持在较低的状态。在交感神经和副交感神经的作用下，一天内血压发生的变化称为血压的日间变化。

血压不止在白天和晚上发生变化，在进食、运动、入浴、排泄等日常活动中，以及产生愤怒、兴奋、紧张等情绪时，自主神经也会调节血压的变化。例如，运动时，肌肉需要大量的氧气和营养物质，所以交感神经就会使血压上升，增加血液运输量。运动结束后，副交感神经就会使血压降低。

最开始提到的低血压的人早上感觉难受的原因是，由于血压较低，血液输送困难，再加上起床后交感神经不是很活跃，没有足够的血液进入脑内和身体的其他各个器官。

 用语解说　自主神经　控制内脏、血管、腺体等维持生命活动重要功能的神经，基本与意识无关。由交感神经和副交感神经组成。

控制血压变化的自主神经

血压在一天中经常发生变化，称为血压的日间变化。由自主神经控制血压的日间变化。自主神经包括交感神经和副交感神经

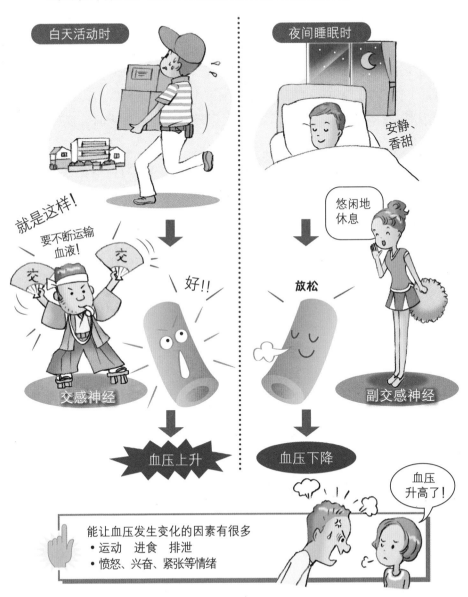

肾脏和血压的关系非常密切

你知道肾脏也会影响血压吗？肾脏和血压有非常密切的关系。

肾脏位于横膈之下、脊柱的左右两侧，长约 12cm，宽约 6cm，厚度约 3cm，重约 150g，是一个形状像扁豆一样的体积较小的器官。肾脏的工作机制，简单来说就是过滤掉血液中的代谢废物后，形成尿液。因为形成的尿液要排出体外，所以可以控制体液内物质的含量和体液的量。

肾脏内的肾小球由袢状毛细血管组成，肾小球有过滤的作用，从肾动脉流入的血液在这里过滤。这时，通过控制钠的排出量，来调节血液中的钠平衡（血液的 pH 值）。肾脏还可以通过调整尿量来控制血液量。

肾脏可以分泌肾素*，而肾素能将血管紧张素原转化为血管紧张素Ⅰ，血管紧张素Ⅰ再在血管紧张素转化酶的作用下转化为血管紧张素Ⅱ。血管紧张素作用于血管，发挥收缩全身血管的重要作用。也就是说，肾脏和血压升高有一定的关系。

但是，大量血液流入肾小球时，会损伤肾小球，引起动脉硬化，使肾小球的功能降低。之后，因为肾小球的细动脉变窄，血液的输送量随之减少。然后，肾脏误以为血压变低，就会分泌能够使血压升高的肾素，从而陷入血压不断上升，增加肾小球负担的恶性循环。

这种状态称为肾硬化，继续恶化会发展为肾功能不全。

为了不变成那样，控制血压非常重要。

用语解说　肾素　肾脏的球旁颗粒细胞释放的一种蛋白水解酶，主要功能是通过升高血压来维持肾滤过压。

肾脏的作用导致高血压的原因

肾脏会分泌肾素（REN）来防止血压降低，从而将血压控制在稳定的状态

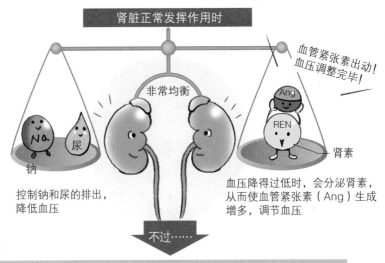

肾脏正常发挥作用时

非常均衡

血管紧张素出动！
血压调整完毕！

Ang

REN

肾素

钠

控制钠和尿的排出，
降低血压

血压降得过低时，会分泌肾素，
从而使血管紧张素（Ang）生成
增多，调节血压

不过……

如果长时间维持较高的血压，肾脏动脉的负担过大……

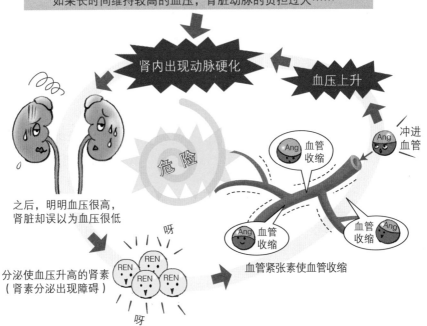

肾内出现动脉硬化

血压上升

危险

冲进
血管

Ang

Ang 血管
收缩

之后，明明血压很高，
肾脏却误以为血压很低

呀

RENREN
RENREN
REN

Ang 血管
收缩

血管
收缩

Ang

分泌使血压升高的肾素
（肾素分泌出现障碍）

血管紧张素使血管收缩

呀

试着测量一下血压

正常的血压值

前面我们为大家介绍了血压的形成，那么正常的血压值具体是多少呢？

日本高血压学会的《高血压治疗指南（2014年版）》显示，正常的血压值为，收缩压120~129mmHg，舒张压80~84mmHg。这个正常血压值和世界卫生组织（WHO）及国际高血压学会（ISH）等机构的标准数值相同。

若收缩压为130~139mmHg，舒张压为85~89mmHg，就会比正常血压值稍微高一些。血压处于这个阶段的人群，称为高血压预备军。有研究表明，这个阶段的血压值已开始损伤毛细血管，所以即便没被诊断为高血压，也不要掉以轻心。

收缩压在140mmHg以上，或者舒张压在90mmHg以上，就会被诊断为高血压。高血压可以分为三个阶段，即轻度高血压、中度高血压和重度高血压（参见第15页表格）。

病情每恶化一个阶段，影响也就越来越严峻。反之，如果收缩压没达到120mmHg，并且舒张压没达到80mmHg，就是理想的血压状态了，称为最适血压。这种状态下，比正常血压状态得病风险更小，是理想的状态。

当然也会出现血压较低的低血压情况。低血压没有标准值，但是如果收缩压在90~100mmHg，就容易出现突然站起来时眼前发黑、疲惫、头痛、目眩等症状。

血压值达到多少才算高血压呢

成人血压值的分类（mmHg）

	分　类	收缩压		舒张压
正常血压	最适血压	<120	且	<80
	正常血压	120~129	且（或）	80~84
	正常高值血压	130~139	且（或）	85~89
高血压	轻度高血压	140~159	且（或）	90~99
	中度高血压	160~179	且（或）	100~109
	重度高血压	≥180	且（或）	≥110
	单纯收缩期高血压	≥140	且	<90

不能掉以轻心的"正常高值血压"

写着正常？

健康体检结果

正常高值血压指比
正常血压稍微高一点的血压。
处于正常高值血压的人群称为
高血压预备军

在家的血压和在医院的血压

高血压患者通常没有特别的能自我感知到的症状。因此，能够尽早发现高血压，并且控制病情不再恶化的方法就是测血压。

那么，血压可以在哪里测呢？很多人首先可以参考的是体检中的数值。也就是说，在医疗机构测量的血压值。

但是，家用血压测量仪普及之后，很多人在家里测量的血压和在医院测量的血压，有着不可忽视的差距。例如，可能会出现"白大衣高血压"的现象。在医院等地测量血压时，医生和护士穿的白大衣会让人产生一种紧张的感觉，所以血压会升高。

如果出现"白大衣高血压"，即便血压升高到高血压的程度，平时血压也不会升高，所以没有治疗的必要。反之，即便在医院测量的血压在正常范围内，也有可能发生在家里或其他地方测出高血压的情况，就像是在医院装作血压正常一样，这种情况被称为隐匿性高血压。隐匿性高血压分以下几种情况：晚上血压较高的夜间高血压，早上血压较高的晨间高血压，还有在职场中血压较高的职场高血压（参见第52页）。

不管是白大衣高血压还是隐匿性高血压，在医院测量的血压值并不能代表此人平时的血压值。这会对医生发现病情，制定治疗方案，产生错误的引导。所以，非常有必要在家里自己测量血压。高血压患者或血压较高的人自己测量血压时，尽可能每天早、晚各测量一次，正确了解自己的身体状况，以便于进行正确的治疗和预防。

如何知道自己准确的血压值

在医疗机构测量的血压值
家庭血压 在家里测量的血压值

在医院测量的血压值和在家里测量的血压值会有差别!

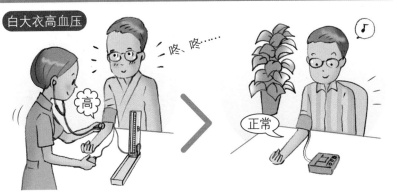

白大衣高血压

咚、咚……

高 > 正常

在医院等地测量血压时，穿白大衣的医生和护士会让有些人感到紧张，因此血压会上升

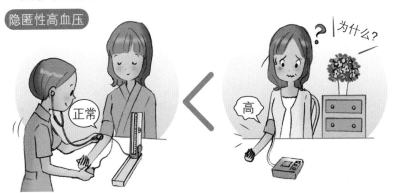

隐匿性高血压

为什么?

正常 < 高

明明在医疗机构测量的血压很正常，在家测量的却是高血压

为了得到准确的血压值，在医院和家里都有必要测量血压

第 2 章

千万不能对高血压和动脉硬化掉以轻心

日本人患的高血压中，占比最多的是原发性高血压。下面一起来了解一下，引发原发性高血压的病因"动脉硬化"相关的知识吧！

为什么会得高血压

据估算，现在日本约有 4300 万高血压患者。

日本 2013 年的国民健康·营养调查显示，20 岁以上的日本人中，收缩压在 140mmHg 以上的人中，男性占 38.3%，女性占 29.7%。因此，对于日本人来说，高血压是一种非常常见的疾病。

高血压有两种类型：一种是由一些疾病引起的高血压，这种有原因的高血压称为继发性高血压。继发性高血压是由某种疾病引起的，所以只要治疗引起高血压的疾病，就可以治疗高血压。在日本的高血压患者中，继发性高血压的占比不足 20%。其余超过 80% 的高血压患者没有特定的病因。这种没有特定原因引起的高血压称为原发性高血压。但是即便原因不明，也存在容易引发高血压的因素，即遗传和生活习惯。

目前已经发现了 20 多种能够引起高血压的遗传因素，例如，ras 基因、心房钠尿肽、β 受体等。如果你有一种以上的遗传因素，得高血压的可能性就会变大。

诱发高血压的生活习惯有过量摄取食盐、饮食过量、压力、吸烟、过量饮酒、运动不足等。

高血压的两种类型

高血压包括有特定病因的继发性高血压和没有特定病因的原发性高血压

1 原因明确的高血压

继发性高血压

由某些疾病引起的高血压

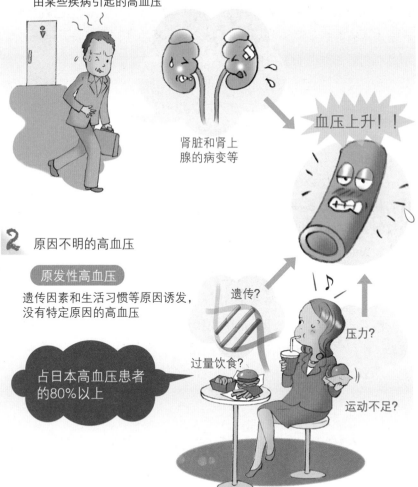

肾脏和肾上腺的病变等

血压上升！！

2 原因不明的高血压

原发性高血压

遗传因素和生活习惯等原因诱发，没有特定原因的高血压

占日本高血压患者的80%以上

遗传？

压力？

过量饮食？

运动不足？

不知不觉就患上了高血压

前面已经提及，现如今日本约有 4300 万高血压患者。随着检查技术的提高，体检和血压计的普及，发现高血压已经不是一件难事了。但是，在日本每年仍有 10 万左右的人因为高血压而死亡。为什么高血压这么令人害怕呢？这是因为，在日本患病因不明的原发性高血压患者占所有高血压患者的 80% 以上，最重要的是，许多高血压患者几乎没有任何能自己意识到的症状。

事实上，高血压没有什么特别的症状，所以对于家庭主妇、个体户等接受体检较少的人来说，很难察觉到自己患了高血压。而且，很多人即便做了体检，被诊断出高血压或血压较高后，也觉得反正没什么症状，所以也不会接受治疗及改变生活习惯等。

但是，血压较高的状态对机体是一种很大的压力。因为身体没出什么症状，所以常年忽视血压，不知不觉间，可能会引起动脉硬化、心绞痛、脑血栓等并发症。

如果对高血压置之不理，患者就可能会出现剧烈的头痛、肩周炎、气喘、心悸、水肿、尿频、多尿、少尿等症状。这些症状出现时，患者的病情已经进入出现并发症的严重阶段。

随着病情的恶化，患者患脑梗死、脑出血等危及生命的疾病也很常见。所以高血压也被称为"沉默杀手"[*]。

那么，哪些人容易在没有察觉到的情况下，让高血压继续恶化呢？

用语解说　沉默杀手　指一种疾病没有能够明显察觉到的症状，病情悄悄地恶化，之后突然出现脑卒中、心肌梗死等危及生命的重症。

高血压被称为"沉默杀手"的原因

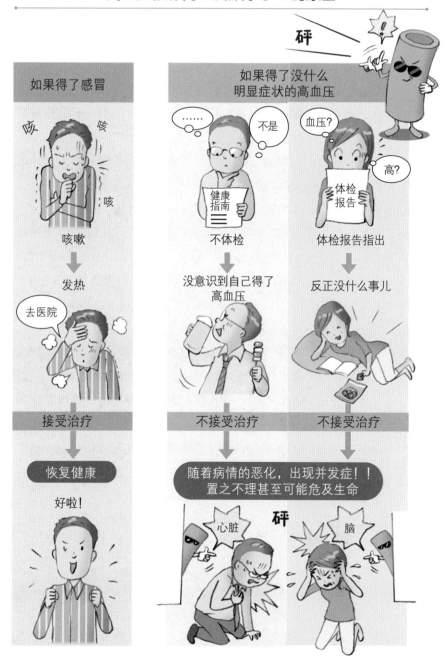

这样的生活习惯会诱发高血压

原发性高血压的诱因有遗传因素和生活习惯。

但是，就算存在能够诱发高血压的遗传因素，也不一定会得高血压。而且就算没有这些遗传因素，也要留意自己是否患了高血压。

另外一个能够诱发高血压的重要原因就是生活习惯。那么，什么样的生活习惯容易诱发高血压呢？

首先就是过量摄取食盐。虽然日本料理因为健康而被世界关注，但还是容易过量摄取食盐。事实上，虽然日本人的食物摄取标准（2015年版）显示，男性每日摄取盐分不足 8.0g，女性不足 7.0g，但是 2013年的国民健康·营养调查的结果显示，成年男性每日摄取量为 11.1g，女性为 9.4g。按照世界卫生组织（WHO）每日不超过 5.0g 的标准来看，日本人的食盐摄取量严重超标。

对于正在工作的人来说，最容易诱发高血压的就是压力。受到压力之后，交感神经占据主导地位，心输出量增加，血压非常容易上升。

吸烟也会让末梢血管收缩，使血压上升，这也是造成动脉硬化的重要原因。

过量饮食造成的肥胖，运动不足，以及过量摄入酒精也会使血压上升。近年来，人们关注的是高血压和代谢综合征的关系，接下来会为大家详细说明。

原发性高血压的诱因有很多

1 遗传因素可以诱发高血压

诱发高血压的原因不只是遗传因素，还有生活习惯

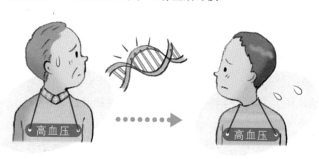

2 生活习惯也能诱发高血压

原发性高血压大部分为这种类型。
原因各种各样

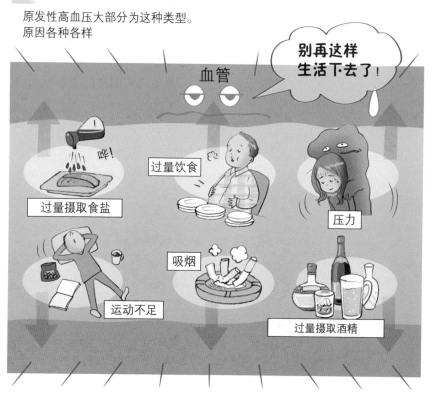

要注意代谢综合征

"代谢综合征"这个词，现在已经日常化了。在日常会话中，往往用"胖了""小肚子"这些词语来使用，但是这些词语正确表达代谢综合征了吗？

代谢综合征是指在内脏脂肪型肥胖的基础上，在高血糖、高血压、血脂异常*中，有任意两种以上病症的代谢紊乱症候群。

罹患代谢综合征后，即便每一种病症都不严重，加起来也足够让动脉硬化恶化，增加患心脑血管疾病的风险，一定要引起重视！

作为代谢综合征最基础的症状，内脏脂肪型肥胖不是皮下脂肪引起的肥胖，而是在内脏周围积蓄的脂肪引起的肥胖。

内脏脂肪型肥胖和高血压的问题在于，积蓄脂肪的脂肪细胞会先出现问题。首先，脂肪细胞会分泌抑制能够让血糖下降的胰岛素作用的物质，让人体处于高血糖的状态。之后，血液中的中性脂肪增加，进而引起血脂异常。而后，为了改善高血糖的状态，会再度分泌胰岛素，引起高胰岛素血症。这会促进肾脏对钠的吸收，增加心输出量，导致血压上升。而且脂肪细胞内部，预防动脉硬化、辅助胰岛素发挥作用的脂联素和瘦蛋白等物质的分泌量降低，这也是让动脉硬化和高血压恶化的重要原因。

高血压是代谢综合征的因素之一，而代谢综合征能够使高血压进一步恶化。这两者相互关联，进而形成恶性循环。同样，高血压和肾脏疾病也会形成恶性循环，接下来会详细介绍。

用语解说 **血脂异常** 血液中所含的低密度脂蛋白（LDL）胆固醇过高、高密度脂蛋白（HDL）胆固醇过低的状态。这是引发动脉硬化、脑卒中、心肌梗死的重要原因。

代谢综合征和高血压的危险关系

代谢综合征会使高血压进一步恶化，这两种症状会产生恶性循环

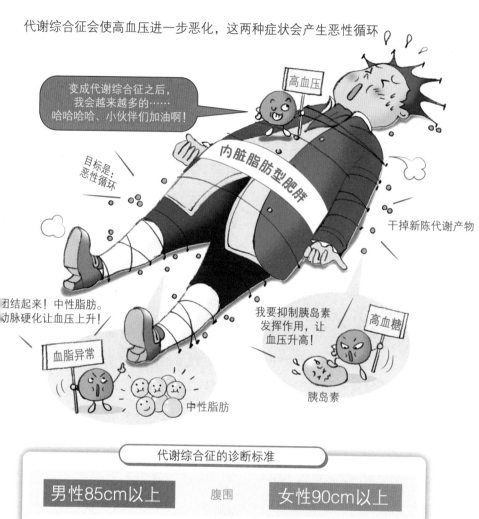

代谢综合征的诊断标准

男性85cm以上　　腹围　　**女性90cm以上**

A	中性脂肪150mg/dL以上　或　高密度脂蛋白胆固醇40mg/dL以下
B	收缩压130mmHg以上　或　舒张压85mmHg以上
C	空腹血糖110mg/dL以上

腹围，再加上A~C中有两个以上满足，就会被诊断为代谢综合征

日本代谢综合征诊断标准研究委员会

高血压会使肾功能低下

因为没有明显的症状，所以高血压很容易被忽视，这就会给一些器官造成严重的负面影响，肾脏就是其中之一。前面已经提过，肾脏是过滤血液、形成尿液的器官。肾脏和高血压相互作用，肾脏疾病会引起高血压，日本的原发性高血压中，肾性高血压占很大比例。反之，如果持续处于高血压的状态，就会使肾功能低下。那么来看一下，高血压对肾脏都有哪些影响吧！

肾脏的一大特点是，有很多毛细血管。如果长时间持续高血压的状态，就会引起肾脏的动脉硬化。动脉硬化的血管，特别是末端的毛细血管，血流会变得不通畅。之后球旁器的球旁颗粒细胞分泌的肾素就会增加，最终引起高血压。

如果再进一步恶化，肾脏就会硬化、萎缩，引起肾硬化，血液过滤功能下降，尿液里出现蛋白质，引起身体虚弱、水肿、食欲不振等症状。出现以上症状如果还置之不理，肾脏的功能会变得非常差，甚至会导致肾衰竭。这样就不能将血液中有用的代谢产物回收，从尿液排出。大量毒素在体内堆积，诱发尿毒症*。

如果对尿毒症置之不理，几天就会死亡，所以必须进行人工透析，而人工透析必须坚持终身。肾衰竭之后，肾脏的血压调节能力就会降低，所以高血压会进一步恶化。

用语解说 尿毒症 由于肾功能下降等原因，血液中的尿素和肌酐等毒素无法通过尿液排出体外，大量积存在体内引发的中毒症状。

肾脏和高血压有密切的关系

肾功能下降后，引起的高血压称为肾性高血压，原因大致可以分为两类

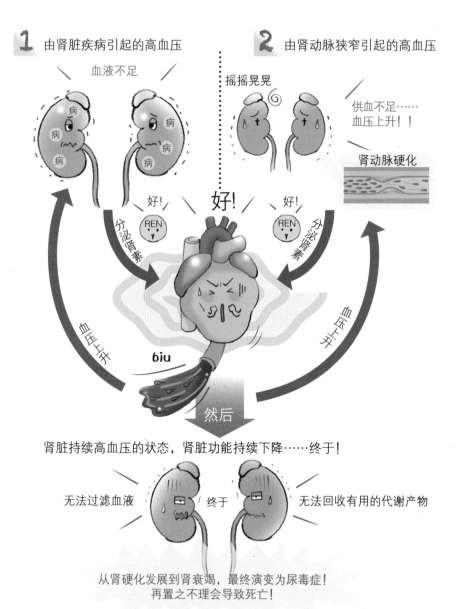

1 由肾脏疾病引起的高血压

血液不足

2 由肾动脉狭窄引起的高血压

摇摇晃晃

供血不足……
血压上升！！

肾动脉硬化

好!

分泌肾素 REN

好!

REN 分泌肾素

血压上升

biu

血压上升

然后

肾脏持续高血压的状态，肾脏功能持续下降……终于！

无法过滤血液   终于   无法回收有用的代谢产物

从肾硬化发展到肾衰竭，最终演变为尿毒症！
再置之不理会导致死亡！

对高血压置之不理会导致动脉硬化

动脉硬化引起的各种疾病

高血压和代谢综合征，高血压和肾脏等，都会互相影响，然后导致疾病恶化。但是在这其中，发挥最关键作用的是动脉硬化。所以，对于没有症状的高血压不能置之不理的最大原因就是高血压会引起动脉硬化。

简单来说，动脉硬化就是动脉管壁厚度增加，失去弹性，血液流通出现问题，血管变脆进而破裂。遍布全身的血管都可能发生动脉硬化，而且会诱发多种严重的疾病。根据病变的部位不同，会诱发各种各样的疾病。例如，如果脑内的动脉出现硬化的症状，管腔就会变窄，甚至堵塞。之后，阻塞血流，氧气和营养物质无法送达，引起脑梗死。同样，心脏的动脉发生管腔变窄、闭塞的情况后，就会引起心绞痛或心肌梗死。

而且，主动脉、下肢的动脉、颈部的动脉等硬化后，可能会引起大动脉瘤。就像前面提到的那样，高血压会诱发动脉硬化，动脉硬化程度加深后就会再次演变为高血压的恶性循环。这种恶性循环最好彻底阻断，或者在发生之前就采取预防措施。

接下来介绍高血压引起动脉硬化的详细过程。

不同部位的动脉硬化会演变为各种各样的疾病

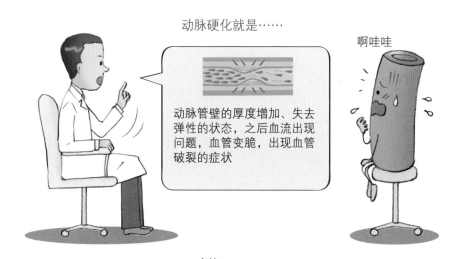

动脉硬化就是……

动脉管壁的厚度增加、失去弹性的状态，之后血流出现问题，血管变脆，出现血管破裂的症状

啊哇哇

例如……

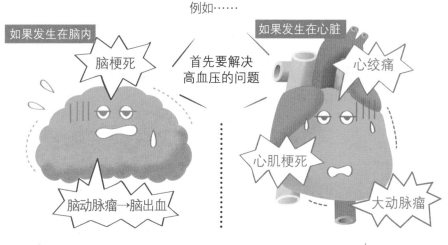

如果发生在脑内

脑梗死

脑动脉瘤→脑出血

首先要解决高血压的问题

如果发生在心脏

心绞痛

心肌梗死

大动脉瘤

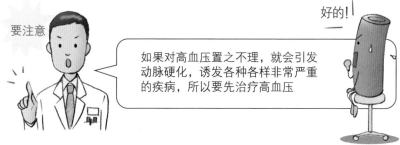

要注意

如果对高血压置之不理，就会引发动脉硬化，诱发各种各样非常严重的疾病，所以要先治疗高血压

好的!

血管里正在发生什么

前面已经介绍过，高血压会引起动脉硬化，那么血管里发生了什么呢？

动脉是运输血液的管道，其结构分为三层：最外层的是动脉外膜；然后是一层厚层，称为中膜；最里层的是内膜。根据发生的部位和特征，动脉硬化大致分为三种。

第一种是高血压引起的内膜厚度增加，血流变差的小动脉硬化，主要发生在脑和肾脏的小动脉处。患小动脉硬化后，血液难以流动，压力越来越大，最终演变为高血压。而且，小动脉硬化会让血管处于非常容易破裂的状态，脑部较细的血管发生硬化后，就会引起脑出血。

第二种是粥样动脉硬化。血管的细胞受到损伤，和巨噬细胞黏在一起，甚至会吸收有害胆固醇。被吸收的有害胆固醇会产生黏糊糊的粥样斑块（动脉粥样斑块），积存在内膜上，让动脉内腔变窄、阻塞。

第三种是中膜硬化。积存在动脉中膜大量的钙发生钙化反应，使得中膜变硬、变脆。主动脉、下肢的动脉、颈部的动脉最容易发生中膜硬化。

那么，高血压是如何引起动脉硬化的呢？

动脉硬化的种类

动脉的结构

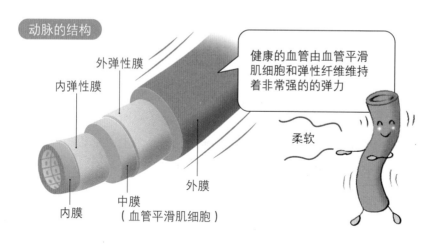

内弹性膜

外弹性膜

内膜

中膜
（血管平滑肌细胞）

外膜

> 健康的血管由血管平滑肌细胞和弹性纤维维持着非常强的的弹力

柔软

动脉硬化的种类

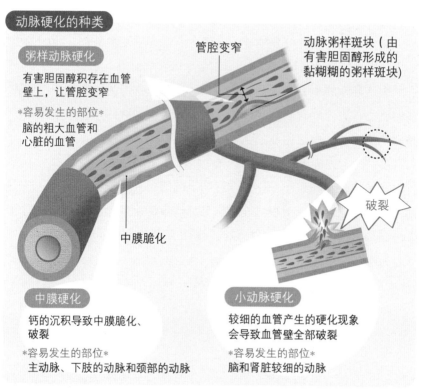

粥样动脉硬化

有害胆固醇积存在血管壁上，让管腔变窄

容易发生的部位
脑的粗大血管和心脏的血管

管腔变窄

动脉粥样斑块（由有害胆固醇形成的黏糊糊的粥样斑块)

中膜脆化

破裂

中膜硬化

钙的沉积导致中膜脆化、破裂

容易发生的部位
主动脉、下肢的动脉和颈部的动脉

小动脉硬化

较细的血管产生的硬化现象会导致血管壁全部破裂

容易发生的部位
脑和肾脏较细的动脉

高血压会加速动脉硬化

每个人多多少少都会出现动脉硬化的现象。因为随着年龄的增长，血管总会老化。但是，高血压会加速动脉硬化的过程。

在高血压的状态下，心脏输送的血液量会比平时多，之后血管壁承受的压力增大，为了能够承受这些压力，血管平滑肌细胞和弹性纤维会不断发育。因此血管壁厚度增加，血管内腔越来越窄，导致血液循环困难。之后，心脏会用更强的力量来输出身体需要的血液，最终血压再次上升。

虽然前面举过这样的例子，当心脏和血管进入空气时，就像是轮胎的内胎一样（参见第 2 页），但是经常承受过强的压力会给内胎造成负担。如果内胎变旧变硬变脆，就会非常容易发生破损，我们的血管也会发生同样的事情。

血脂异常的患者情况会更加严重。血脂异常即为血液处于脂肪较多的状态。胆固醇含量较高，非常容易附着在动脉的内膜上，而处于高血压状态时，血液循环的强度会使胆固醇更容易沉淀，也就是说，更容易演化为粥样硬化[*]。

动脉硬化和高血压一样，没有明显的能自我感觉到的症状。但是如果对其置之不理，就很可能诱发更加严重的疾病。而且，容易陷入恶性循环。动脉硬化最需要注意的问题是脑卒中和心肌梗死。

接下来详细介绍这两种疾病。

 用语解说　粥样硬化　患高血压和高血糖后，血管内壁积聚大量粥样斑块，使血管内腔变窄的状态即为粥样硬化。这是动脉硬化的一种。

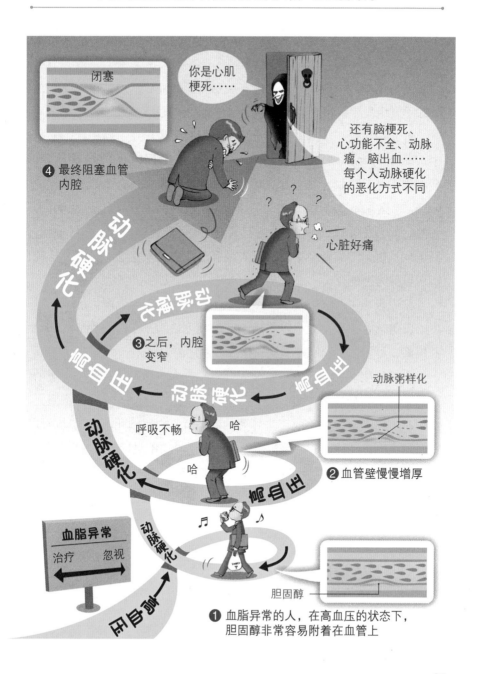

35

因为血管问题引起的脑卒中和心肌梗死

高血压本身一般没有什么能自我感觉到的症状，但是很有可能在不知不觉中发生病情恶化，引起危及生命的并发症。

首先，比较严重的就是脑出血、蛛网膜下腔出血、脑梗死（脑卒中）等。由于动脉硬化，脑内的小动脉破裂、出血即为脑出血。患病后，会出现头痛、眩晕、恶心等症状，如果病情严重，还有可能导致意识障碍，危及生命。动脉肿瘤破裂等原因可引起蛛网膜下腔出血。患病后，头的后部会发生剧烈的头痛，并且伴有恶心、呕吐、意识丧失等症状，甚至危及生命。患脑卒中后，血管没有出血而是发生了堵塞，这样的疾病被称为脑梗死。

脑中较粗的血管产生的动脉粥样化 *，较细的血管产生的血栓，由心脏等器官流出的血栓等都会引起脑梗死。脑卒中是一种危及生命的疾病，可能会引起麻痹、认知症等后遗症。

心脏发生动脉硬化也是一大问题。心脏中输送氧气和营养物质的冠状动脉患粥样硬化后，形成的血栓会阻塞动脉，之后此处的细胞无法吸收氧气和营养物质而产生坏死的病症就是心肌梗死。而且动脉硬化会导致冠状动脉内腔变窄，所引起的短暂供血不足即为心绞痛。

前面已经介绍了高血压会引起哪些疾病，接下来介绍能够引起高血压的疾病。

用语解说 动脉粥样化 高血压和高血糖等疾病损伤血管内壁，之后胆固醇、钙、炎症细胞等入侵，形成粥样斑块的状态。

危及生命的心脑血管疾病有哪些

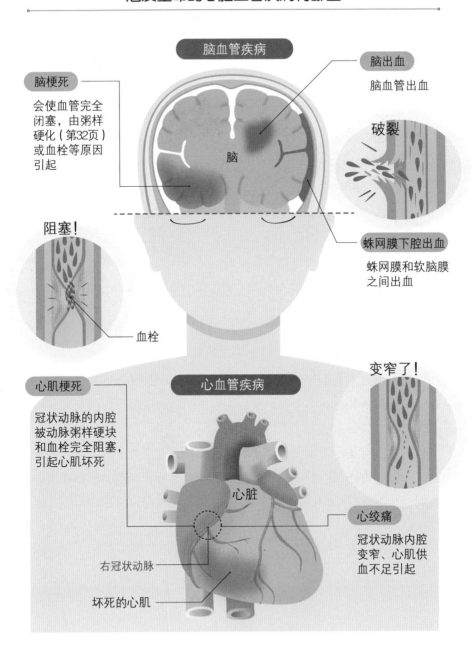

脑血管疾病

脑梗死

会使血管完全闭塞，由粥样硬化（第32页）或血栓等原因引起

脑

脑出血

脑血管出血

破裂

阻塞！

血栓

蛛网膜下腔出血

蛛网膜和软脑膜之间出血

变窄了！

心肌梗死

冠状动脉的内腔被动脉粥样硬块和血栓完全阻塞，引起心肌坏死

心血管疾病

心脏

心绞痛

冠状动脉内腔变窄、心肌供血不足引起

右冠状动脉

坏死的心肌

引起高血压的疾病

在日本，有超过 80% 的高血压患者为没有明确原因的原发性高血压，不足 20% 的高血压患者是因为某些原因引起的继发性高血压。和原发性高血压相同，继发性高血压也必须考虑一些问题。例如，高血压总留给人一种慢慢恶化的印象，但是继发性高血压因为清楚病因，所以需要及时针对病因进行治疗。

另外，原发性高血压与年龄存在一定关系，有些患者是因为上了年纪才会患原发性高血压；而对于继发性高血压来说，不少年轻人也会患病。

患了继发性高血压后，如果不及早治疗，也会演变为动脉硬化，所以尽可能早一点治疗比较好。

如果出现了明明年龄不大血压却比较高，血压突然上升，服用治疗高血压的药物也无济于事的情况，就有可能患了继发性高血压，请及早就医。

另外，有些药物服用后也会引起高血压，这类高血压称为药物性高血压。非甾体抗炎药、治疗肝脏疾病的甘草甜素制剂、治疗哮喘和风湿病的类固醇等药物都有可能引起高血压。停药可以改善药物性高血压。

接下来详细介绍继发性高血压中出现最多的肾性高血压。

引起继发性高血压的主要病症

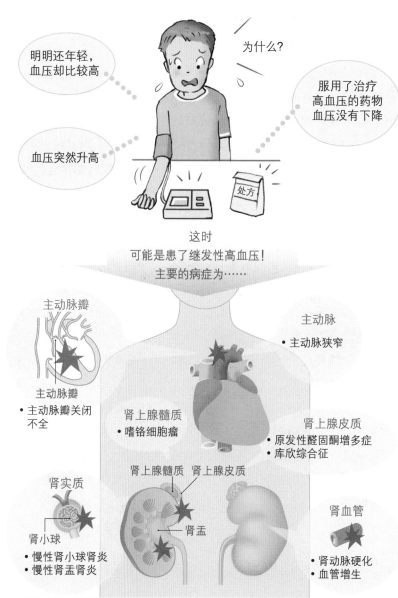

明明还年轻，血压却比较高

为什么?

服用了治疗高血压的药物血压没有下降

血压突然升高

处方

这时

可能是患了继发性高血压!

主要的病症为……

主动脉瓣

主动脉瓣
• 主动脉瓣关闭不全

主动脉
• 主动脉狭窄

肾上腺髓质
• 嗜铬细胞瘤

肾上腺皮质
• 原发性醛固酮增多症
• 库欣综合征

肾实质

肾小球
• 慢性肾小球肾炎
• 慢性肾盂肾炎

肾上腺髓质 肾上腺皮质

肾盂

肾血管
• 肾动脉硬化
• 血管增生

另外，某些药物会引起高血压的不良反应，即药物性高血压。
停药可以改善药物性高血压

肾功能低下引起的高血压

　　服用了治疗高血压的药物血压却没有下降，出现这种情况的人，可能患了继发性高血压。如果不去除致病的根源，即使吃药，效果也不好。在继发性高血压中，出现最多的是由肾脏疾病引起的肾性高血压。

　　肾性高血压有两种：肾实质性高血压和肾血管性高血压。

　　肾实质性高血压是肾脏本身的疾病。肾脏可以调节血液中钠的含量，通过调节尿液形成的量来控制血压。如果肾脏发生病变，就会影响其调节功能正常工作，从而引起高血压。而且，如果一直持续高血压的状态，向肾脏输送血液的血管就会变窄，导致肾脏供血不足。之后，为了弥补肾脏供血不足，肾脏会分泌更多让血压上升的肾素，导致血压持续上升。造成肾实质性高血压的原因有肾小球肾炎、肾盂肾炎、糖尿病性肾炎、多囊肾、肾盂积水、痛风肾等。

　　肾血管性高血压则是由某种原因造成肾动脉变窄，从而导致肾脏供血不足，分泌肾素，诱发高血压。大动脉炎、肾动脉硬化、纤维肌性发育异常、肾梗死等都是造成肾血管性高血压的原因。

　　由肾功能低下引起的高血压，首先治疗肾脏的疾病很重要。不管是什么疾病，肾脏患病后，很容易导致动脉硬化，伴随高血压，还会出现蛋白尿、轻度的血尿、水肿、贫血等症状。所以一定要去检查自己的肾脏！

肾脏疾病引起的肾性高血压

继发性高血压中出现最多的是肾性高血压，原因分为两种

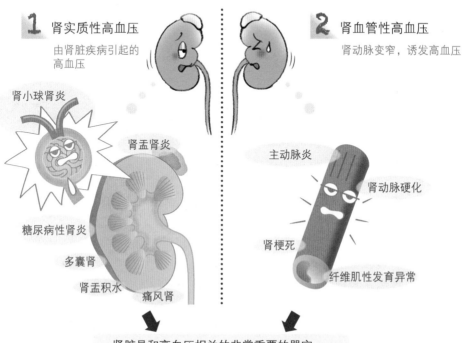

1 肾实质性高血压
由肾脏疾病引起的
高血压

肾小球肾炎

肾盂肾炎

糖尿病性肾炎

多囊肾

肾盂积水　痛风肾

2 肾血管性高血压
肾动脉变窄，诱发高血压

主动脉炎

肾动脉硬化

肾梗死

纤维肌性发育异常

肾脏是和高血压相关的非常重要的器官。
肾脏发生病变后，非常容易引起动脉硬化

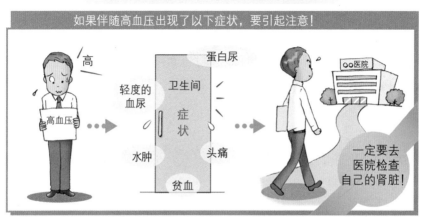

如果伴随高血压出现了以下症状，要引起注意！

高

高血压

轻度的
血尿

卫生间
症状

蛋白尿

水肿　头痛

贫血

一定要去
医院检查
自己的肾脏！

肥胖和睡眠呼吸暂停综合征也会诱发高血压

肥胖和睡眠呼吸暂停综合征是引起高血压非常危险的因素。前面已经提到过，代谢综合征会对高血压产生不好的影响，同样，肥胖也是如此。肥胖患者患高血压的概率是普通人群的 2~3 倍。身体肥胖的人体重每减轻 1kg，血压就会降低约 2mmHg。

那么，为什么肥胖会对高血压产生这样的影响呢？

发胖后，身体所需的血液增多，心脏必须用更强的压力将血液输送至全身。而且，肝脏消耗多余的能量后，会使交感神经*的作用占优势，之后，血管收缩，使血压上升。再者，和代谢综合征相同，内脏脂肪增多后，胰岛素抵抗增强，糖的代谢能力变差，最终导致血压上升。另外，很多身体肥胖的人往往都会进食过量，这样食盐的摄取量也会增加，加速高血压的发展。

那么，睡眠呼吸暂停综合征是什么疾病呢？睡眠时，呼吸暂停的病症称为睡眠呼吸暂停综合征。在患有睡眠呼吸暂停综合征的人中，50%~90% 的人会同时患有高血压。有数据表明，即便体重相同，患有睡眠呼吸暂停综合征的人患高血压的概率是普通人群的 2 倍左右。患了睡眠呼吸暂停综合征之后，因为睡眠时呼吸停止，使得交感神经处于兴奋的状态，这会加速高血压的发展。

为了治愈高血压，有肥胖和睡眠呼吸暂停综合征的人要重视治疗，改善病症。

 交感神经　与副交感神经一起构成自主神经，兴奋或运动时，交感神经的作用占据主导地位，发挥升高血压、活跃心脏等功能。

肥胖引起高血压的过程

 身体变胖后

1

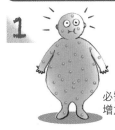

必需的血液量
增加

+

心脏用更强的
压力输送血液

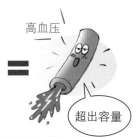

高血压

=

超出容量

2

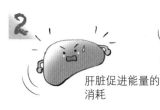

肝脏促进能量的
消耗

+

交感神经占据
主导地位

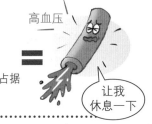

高血压

=

让我
休息一下

3

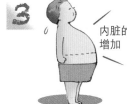

内脏的脂肪
增加

+

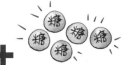

胰岛素抵抗变高，糖的
代谢能力变差

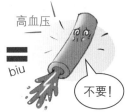

高血压

=

biu

不要！

4

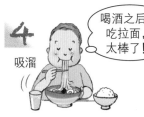

喝酒之后再
吃拉面，
太棒了！

吸溜

+

明显

盐分

过量饮食导致盐分的
摄取量增加

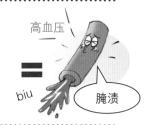

高血压

=

biu

腌渍

 睡眠呼吸暂停综合征也是诱发高血压的重要原因。
睡眠时呼吸停止，使交感神经兴奋，加速高血压
的发展

呼噜

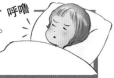

43

其他类型的继发性高血压

还有很多原因也会诱发高血压，内分泌性高血压就是其中一种。肾上腺出现肿瘤后，分泌的激素就会紊乱，从而诱发高血压。

其中，最具代表性的就是原发性醛固酮增多症。由于醛固酮分泌过量，肾脏对钠的重吸收增加，钠在身体内部积存，导致高血压恶化。

库欣综合征是由肾上腺皮质长期分泌过量的糖皮质激素引起的症候群。由于皮质醇具有升压作用，所以会诱发高血压。

嗜铬细胞瘤是由肾上腺髓质和交感神经节细胞的肿瘤化引发的疾病，患病后，会过量分泌能使血压上升的激素儿茶酚胺（肾上腺素和去甲肾上腺素），导致血压升高。

甲状腺疾病是因为控制新陈代谢的甲状腺激素分泌过量引起的，会诱发各种各样的疾病。例如，患甲状腺功能亢进症后，甲状腺激素分泌过量，导致心输出量增加，血压变高。

甲状旁腺功能亢进症是由甲状旁腺激素分泌过量诱发的疾病。甲状旁腺激素对血液中的钙含量具有一定的调节作用，分泌过量后，血液中的钙浓度会变高，之后，肾脏和输尿管等部位容易产生结石，诱发高血压。

另外，服用某些药物也会诱发高血压。特别是服用药物较多的老年人一定要引起注意。

被诊断为高血压之后，一定要告诉医生正在服用的治疗其他疾病的药物。

激素分泌紊乱诱发的高血压

内分泌性高血压的种类

● 肾上腺激素分泌失调诱发的高血压

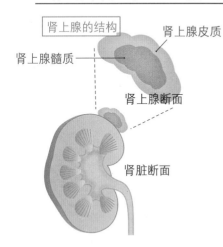

肾上腺的结构

肾上腺皮质

肾上腺髓质

肾上腺断面

肾脏断面

原发性醛固酮增多症

醛固酮分泌过量，钠在体内积蓄，
诱发高血压

库欣综合征

皮质醇分泌过量，其升压作用
诱发高血压

嗜铬细胞瘤

肾上腺髓质和交感神经节细胞肿瘤化，
儿茶酚胺（肾上腺素和去甲肾上腺素）
分泌过量，导致血压升高

● 甲状腺的激素分泌紊乱诱发的高血压

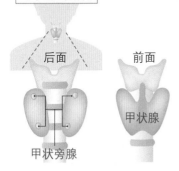

甲状腺的结构

后面

前面

甲状腺

甲状旁腺

甲状腺功能亢进症

甲状腺激素分泌过量，心输出量增加，
诱发高血压

甲状旁腺功能亢进症

甲状旁腺激素分泌过量，血液中钙浓度
升高，产生结石，诱发高血压

注

药物性高血压

服用药物产生高血压的不良反应

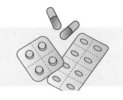

高血压产生的并发症

不论是原发性高血压还是继发性高血压，如果对其置之不理，就会诱发各种各样的疾病。其中，危及生命的疾病是脑血管疾病。患脑血管疾病后，会导致因为高血压而变得脆弱的血管破裂，引起脑出血、蛛网膜下腔出血，之后，血管发生阻塞，血流变细，供血不足，从而引起缺血性脑梗死、短暂性脑缺血发作等疾病。

心脏病也十分危险，会引起心脏的冠状动脉阻塞，供血不足的心绞痛，如果完全阻塞，则会诱发心肌梗死等疾病。另外，冠状动脉形成的血栓剥落后，会顺着血流流向脑内，堵塞脑动脉，从而引起脑梗死。而且为了增加血液的输送量，心脏会增强收缩，导致心脏变大，诱发心脏肥大。

患高血压后，肾脏内较细的血管会发生动脉硬化，诱发肾硬化。进一步恶化后，会使肾功能极其低下，演变为肾衰竭。肾衰竭必须进行人工透析。

高血压也会诱发眼部的并发症，视网膜静脉阻塞即是，相当于相机胶片的眼底视网膜的血管发生阻塞。也有可能引起眼底出血，视网膜相当于相机的胶片，是视力不可缺少的部分。

高血压对全身都有影响，也会造成症状无法消失的疾病。为了防止这些疾病发生，要尽早治疗高血压。

高血压对身体的影响

高血压诱发的疾病遍布全身，其中有很多危及生命的疾病

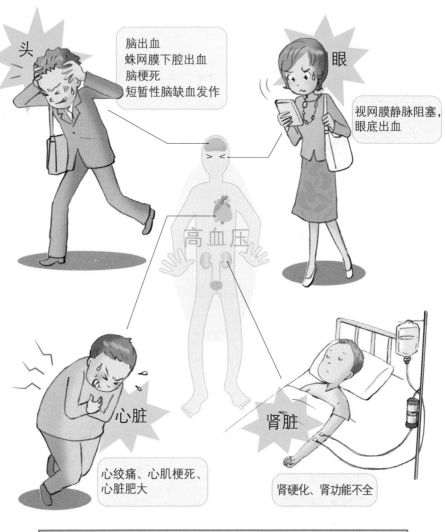

头
脑出血
蛛网膜下腔出血
脑梗死
短暂性脑缺血发作

眼
视网膜静脉阻塞，眼底出血

心脏
心绞痛、心肌梗死、心脏肥大

肾脏
肾硬化、肾功能不全

高血压会造成症状无法消失的疾病，为了预防这些并发症，请及早治疗自己的高血压

高血压的检查和诊断

分清原发性高血压和继发性高血压

当健康体检等检查时高血压被发现后，要及时去医院接受检查，得到更加准确的诊断结果。

初次检查要做的就是测量血压等，这些检查称为筛选检查*，是为了检查出高血压的病因和病情程度。此时，分清原发性高血压和继发性高血压尤为重要。

如果患的是继发性高血压，即便服用治疗高血压的药物，效果也较差，及早治疗诱发高血压的疾病非常必要。

筛选检查的过程如下。

问诊　现病史（现在的患病经历，即现在患了什么病），既往史，家族史（家族中是否有患高血压、心脏病、脑血管疾病、肾病的人），药物的服用情况，生活习惯等。

测量血压　在安静的状态下，测量 2 次血压。

测量身体的基本状况　测量身高、体重、体重指数（BMI）、腹围，检查是否患有代谢综合征。

血液检查　检测血糖、血胆固醇、血中性脂肪、肝功能、肾功能、电解质等。

尿液检查　尿沉渣检查，检查尿微球蛋白、潜血反应、尿蛋白、尿糖等，以了解肾脏的功能。

胸部 X 线检查　检查是否存在心脏肥大、主动脉硬化。

心电图检查　检查是否患有心律失常、心脏肥大、心绞痛、心肌梗死。

眼底检查　检查是否存在视网膜血管收缩、变形，是否出血。

 筛选检查　进行筛选的意思，通过简单的检查，从健康的人群中，筛选出患有特定疾病的人或疑似患病的人的医学手段。

高血压的筛选检查

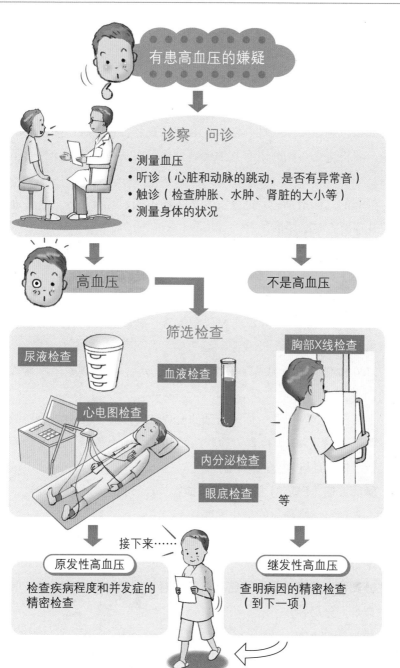

有患高血压的嫌疑

诊察　问诊

• 测量血压
• 听诊（心脏和动脉的跳动，是否有异常音）
• 触诊（检查肿胀、水肿、肾脏的大小等）
• 测量身体的状况

高血压　　　　　　　　　不是高血压

筛选检查

尿液检查

血液检查

心电图检查

内分泌检查

眼底检查

胸部X线检查

等

接下来……

原发性高血压

检查疾病程度和并发症的精密检查

继发性高血压

查明病因的精密检查
（到下一项）

继发性高血压和脏器损害的检查

经过筛选检查，如果被确诊为继发性高血压，为了查明病因，就要进行详细的检查。

如果被确诊为原发性高血压，必须检查是否存在脏器损害。也就是说，要检查是否同时患有其他疾病，这些疾病是否是诱发高血压的病因。

检查的方法根据患者的情况和医生的不同，有所差异，但是进行以下几项检查是必要的。

心脏超声 超声波接触心脏后，根据反射波确定心脏状态的图像检查。

劲动脉彩超 利用超声波观察颈部动脉是否硬化的检查。

CT检查 用计算机处理 X 线图像后，确认内脏器官的切片图像是否出现问题的检查。

MRI检查 磁场的成像在计算机上处理后，详细观察内脏器官状态的检查。

血管摄影 在血管中插入极细的血管导管，检查动脉的形状。

踝肱指数（ABI）检查 检查脚踝和上臂的血压后，通过对比这两个数值推测动脉硬化的恶化程度。

脉搏波速（PWV）检查 通过检查从心脏到手脚的脉搏跳动传播速度，来确定动脉硬化的恶化程度。

激素检查 通过测量血液及尿液中各种激素的含量，来检测各个器官是否有异常。

分侧肾上腺静脉取血 将导管插入肾上腺，采取血液，检查肾上腺激素是否分泌异常。

为了查明病因进行的精密检查

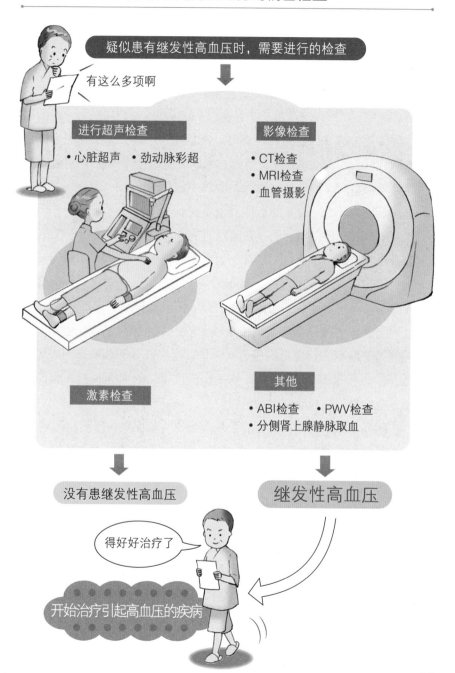

疑似患有继发性高血压时，需要进行的检查

有这么多项啊

进行超声检查
• 心脏超声　• 劲动脉彩超

影像检查
• CT检查
• MRI检查
• 血管摄影

激素检查

其他
• ABI检查　• PWV检查
• 分侧肾上腺静脉取血

没有患继发性高血压

继发性高血压

得好好治疗了

开始治疗引起高血压的疾病

要注意隐匿性高血压

健康体检或在医院进行检查时，测量血压不高，却实际患有高血压的病症称为隐匿性高血压。患者本人没意识到且体检也没有检测到，可能会延误治疗，导致病情恶化，所以一定要注意！

那么，为什么会发生隐匿性高血压呢？

第 1 章就已经说到，血压在睡眠时变低、白天活动时上升等情况，说明血压不是恒定不变，而是在一天当中会发生变化的。

根据每个人情况的不同，血压的变化也会不同，即患上夜间高血压或晨间高血压。而且，血压变化的原因因人而异。

职场的压力往往会给人们带来很大的影响。如果工作压力和人际关系的纷杂演变为精神上的压力，血压就会升高。虽然被称为职场高血压，但是在很多一天超过 8h 的工作岗位上，长时间保持高血压的状态，会给身体造成非常大的负担。

夜间高血压、晨间高血压和职场高血压一般无法在医院检测到。

为了解决这个问题，近年来兴起一种称为 ABPM（在 24h 自由行动下测量血压）的测量方式。此测量仪可以 24h 佩戴，自动测量、记录血压数据，还可以测量睡眠时的血压，对监测血压值非常有用。

另外，还可以用家用血压计自己测量血压。空闲时，比较放松的状态下，在一天之内多测量几次血压，可以有效地捕捉到隐匿性高血压。疑似患有高血压的人，一定要养成测量血压的习惯。

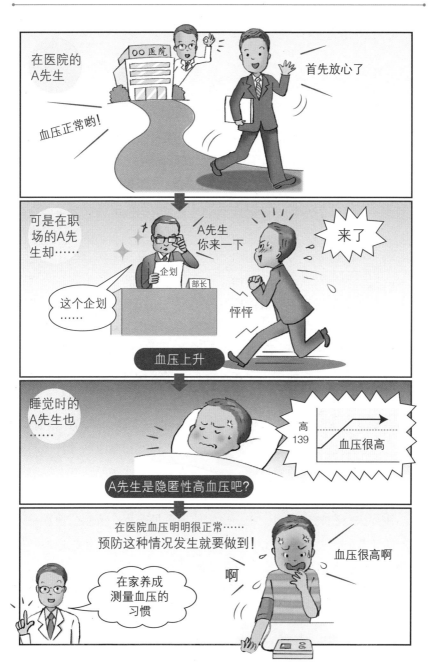

高血压的治疗方法

为每位患者制订不同的治疗方案

诊断出高血压后，就要进行治疗，治疗目的为避免诱发并发症，或是避免让其进一步恶化。所以，需要降低血压。

但是，针对每位患者治疗高血压的方法并不相同，有的患者会马上服药，也有的患者会进行改善生活习惯等非药物治疗。这是因为，病因、诱发高血压的生活环境、高血压出现的时间等病情不同，以及高血压的降压目标不同。

医生要为患者制订合适的治疗方案，所以问诊非常重要。当然，医生也会非常重视血压和血液检查的结果，而有些信息只有患者本人知道。

到医院接受诊察时，要自行向医生提供以下信息：现在高血压发展到什么程度，既往病史，现在是否有正在治疗的疾病，父母和其他家人是否患有高血压和脑卒中等疾病等。

在日本，高血压有其标准的治疗原则，即日本高血压治疗原则[*]。高血压引起心脑血管疾病的风险、高血压的程度和糖尿病等其他因素的组合不同，其治疗原则不同，医生一般会遵照这些原则来选择治疗方法。

需要进行药物治疗时，也会决定使用哪种药物。虽然会根据是否患心脏疾病和肾脏疾病选择不同的药物，但是大部分都是先选择一种药物，然后随着时间的变化，换药或加药。

 用语解说 日本高血压治疗原则 日本高血压学会为医生提供的诊察、治疗高血压的标准治疗方向和依据。

高血压的治疗原则

初次诊疗时的高血压管理计划

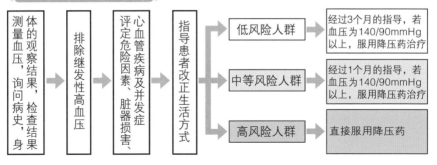

测量血压，询问病史，检查结果，身体的观察结果	排除继发性高血压	评定危险因素及并发症心血管疾病、脏器损害、	指导患者改正生活方式	低风险人群	经过3个月的指导，若血压为140/90mmHg以上，服用降压药治疗
				中等风险人群	经过1个月的指导，若血压为140/90mmHg以上，服用降压药治疗
				高风险人群	直接服用降压药

根据测量的血压值对患心血管疾病风险的分段情况

风险层 （血压以外影响预后的因素）	血压分类	轻度高血压 140~159/ 90~99mmHg	中度高血压 160~169/ 100~109mmHg	重度高血压 ≥180/ ≥110mmHg
风险层1 （无影响预后的因素）		低风险	中等风险	高风险
风险层2 （糖尿病以外的1~2个危险因素，存在任意一个满足以上3项的代谢综合征）		中等风险	高风险	高风险
风险层3 （糖尿病、慢性肾脏病、器官损伤、心血管疾病，四项全部存在的代谢综合征，存在任意3个以上的危险因素）		高风险	高风险	高风险

降压目标

	在医院测量的血压	在家测量的血压
老年、中年、前期老年患者	低于140/90mmHg	低于135/85mmHg
后期老年患者	低于150/90mmHg （如果耐受，则低于140/90mmHg）	低于145/85mmHg（大致标准） （如果耐受，则低于135/85mmHg）
糖尿病患者	低于130/80mmHg	低于125/75mmHg
慢性肾脏病患者（蛋白尿患者）	低于130/80mmHg	低于125/75mmHg（大致标准）
冠动脉疾病患者	低于140/90mmHg	低于135/85mmHg（大致标准）

注 大致标准所显示出的在医院测量的血压和在家测量的血压差，医院的血压为140/90mmHg，
在家的血压为135/85mmHg。高血压的诊断标准利用了这两者之间的差

（日本高血压学会. 高血压治疗指南2014）

治疗的基本内容为改善生活方式和服用降压药

终于要讲高血压的治疗了。

在这里，要提醒大家，一定要将治疗高血压这件事交给医生。很多人觉得，治疗高血压吃药就可以了。确实，治疗高血压，降压药必不可少，但是还有另外一点也非常重要，那就是改善生活方式。在患高血压的日本人中，有80%以上患者是没有特定病因的原发性高血压。也就是说，生活环境等因素会给血压造成很大的影响。所以，高血压也是一种生活方式疾病。

被诊断为高血压之后，在服用医生开具的处方药的同时，必须改变以往能够诱发高血压的生活方式。所以不能摆出一副"全靠医生了"的态度，重要的是明白自己才是治疗过程的主角。

改善生活方式并非什么难事。真正难的在于，因为高血压不能完全治愈，所以治疗会持续很长的时间。不能中途厌倦或放弃。如果因为从开始就制定了不可能完成的目标而遭受挫折，不去医院接受治疗，反而本末倒置。所以，和医生好好沟通之后，要耐心地努力治病！

首先，最应该改善的就是饮食习惯。改变过量摄取盐分和热量的习惯，多吃蔬菜和水果。戒烟，养成以有氧运动为中心的运动习惯也十分重要！

从第3章开始，将详细介绍改善饮食习惯的相关内容。

在治疗高血压的过程中自己才是主角

药物治疗和改善生活方式是高血压治疗中最重要的环节

1 药物治疗

服用降压药

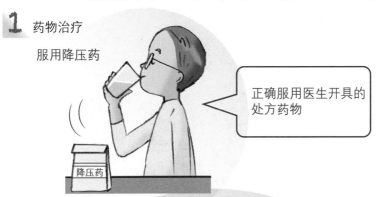

正确服用医生开具的处方药物

降压药

2 改善生活方式

● 改善生活方式的重点

在治疗高血压的过程中，自己才是主角。
要积极改变自己的不良生活习惯！

每日摄取6g以下盐分

控制脂肪的摄入，多吃蔬菜和水果

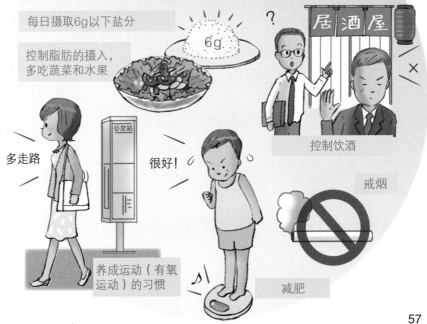

控制饮酒

多走路

很好！

戒烟

养成运动（有氧运动）的习惯

减肥

第 3 章

通过改善
饮食习惯来
控制高血压

治疗高血压，首先最基本的就是改善饮食习惯。既不用担心有像服用药物那样的不良反应，又能通过自己的努力让身体恢复到健康的状态。

掌握饮食疗法的基本内容

饮食要注意营养均衡，控制热量的摄入，减少盐分

　　第 1 章和第 2 章已经提过，饮食对高血压的影响非常大。很多高血压患者的饮食习惯存在会让病情恶化的因素。

　　如果有家人患了高血压，那么其他人也容易患上高血压，除了有遗传因素的影响，相同的饮食习惯也是一个重要的原因。也就是说，如果父母偏好口味重、油多的食物，那么在这种饮食习惯下长大的孩子，也会有同样的饮食偏好，而口味重、油多的食物容易诱发高血压。所以，治疗高血压要先从改变饮食习惯开始。首先要注意的就是维持营养均衡，保证均衡摄入碳水化合物、蛋白质、脂肪这三大类营养物质。

　　如果蛋白质摄入较少，就会导致细胞再生原料不足，存在血管等器官组织衰退的可能。而且，如果三大营养物质摄取不均衡，导致维生素和矿物质摄取不足，身体就会出现问题。

　　所以，不能随便吃。饮食过量，会增加热量的摄入，多余的脂肪就会积存在体内，诱发肥胖和高血压。在摄取充足能量的同时，摄入合适的热量，注意饮食均衡。

　　最后一定不能忘记的是，盐分的摄取量。过量摄取盐分是诱发高血压的重要原因。控制食盐的摄取量非常重要，后面会详细说明。

　　接下来将具体说明饮食生活中需要注意的事项。

高血压饮食疗法的基本内容

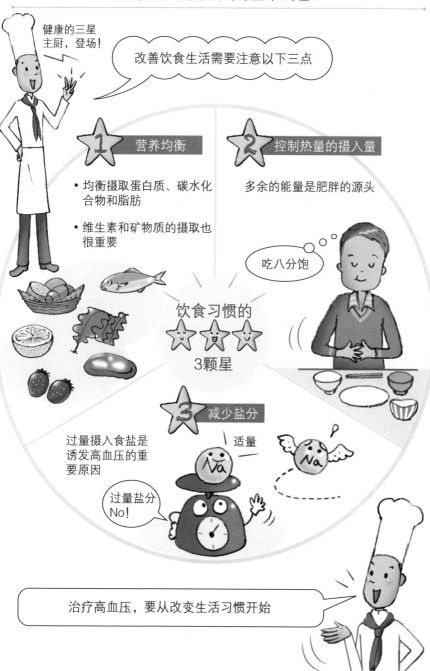

健康的三星主厨，登场！

改善饮食生活需要注意以下三点

1 营养均衡

• 均衡摄取蛋白质、碳水化合物和脂肪

• 维生素和矿物质的摄取也很重要

2 控制热量的摄入量

多余的能量是肥胖的源头

吃八分饱

饮食习惯的 3颗星

3 减少盐分

过量摄入食盐是诱发高血压的重要原因

适量

过量盐分 No！

治疗高血压，要从改变生活习惯开始

61

首先，要努力维持适当的体重

纠正引起肥胖的饮食习惯

第2章已介绍过，变胖后，心脏会输出更多的血液，从而诱发高血压。

利用饮食疗法改善高血压时，当然也要考虑消除身体的肥胖。首先，要努力维持适当的体重。

事实上，人体很容易囤积脂肪。人类的开始就为饥饿烦恼，高效囤积脂肪，只有身体能够维持能量才能延续生命、繁衍后代。所以，我们很喜欢吃东西。可是过量饮食会引起肥胖。

虽说如此，但是采取"不吃早饭""极端地减少进食量"这样的饮食，会给身体造成一种"没有食物，处于饥饿状态"的错觉，分泌合成脂肪的激素，反而更容易发胖。

吃得太快，也是造成肥胖的原因之一。进食后，会刺激饱食中枢，出现"吃饱了"的感觉，但是如果吃得太快，在这个过程进行之前，就已经吃了过量的食物。

有吃零食习惯的人也很容易发生肥胖。觉得"装甜点的是另一个胃"，除了吃饭外，还吃了很多甜点的话，就会导致热量摄入过量。经常被当作零食的食物，本身就含有大量的糖和脂肪。

饮酒也会造成肥胖。原因在于，下酒菜大多为高热量、高脂肪且盐分较多的食物。长时间饮酒的人，往往会不停进食，这样也不利于健康。

那么，接下来我们一起思考一下身体所必需的热量摄入量。

容易变胖的饮食习惯

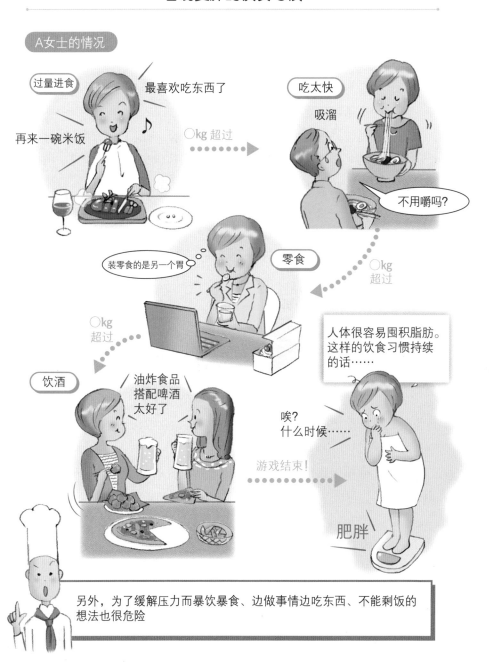

一起思考每天必要摄入的热量是多少

为什么会变胖呢？答案很简单，摄取的热量高于身体所需要的热量，多余的热量转变为脂肪，囤积在体内。

前面也提过，减肥并不是胡乱减少吃的量，如果过度限制进食量，会破坏营养的平衡，导致营养不足，有害身体健康。特别是对于担心患高血压的中老年人来说，极度限制进食，非常危险。所以，首先要知道自己应该摄入多少热量。因为身体状况不同，每个人需要的热量也不一样，可以通过计算得出。

先用身高和体重指数(body mass index, BMI)，算出标准体重。之后，用标准体重乘 30~35，得出的数值就是适合的热量摄入量。标准体重乘的数值，取决于我们平时的活动强度。从事中强度劳动的人乘 30，从事稍微重一点强度劳动的人乘 35。

合适的热量摄入量是日常生活所必需的能源。回顾一下自己的饮食生活，确认一下平时摄取的热量是否远超必需的热量。

如果想要减轻体重，摄入的热量就要稍微低于适合的热量，减轻体重的目标就是之前计算出的标准体重。将饮食疗法和运动结合起来，一起来减重吧！

接下来介绍饮食疗法中另外一项非常重要的事情——盐分摄入的相关内容。

知晓自己合适的热量摄入量

计算合适的热量摄入量

算出标准体重

标准体重（kg）=身高（m）×身高（m）×22

身高是……

算出合适的热量摄入量

合适的热量摄入量=标准体重×生活强度

生活强度一览

轻度 20~25	主要为在室内从事事务或者轻手工业等行业的人
中度 25~30	从事需要行走或站立2h以上工作的人，例如销售或接待等
较重 30~35	每天从事1h左右重度劳动的人，例如农业、渔业、建筑业等
重度 35~	每天进行2h以上激烈运动或重度劳动的人

热量摄入超标

回顾自己的饮食生活

体重指数（BMI值）也可检测出是否肥胖

BMI值=体重（kg）÷身高（m)÷身高（m）

※BMI值＜18.5为低体重；18.5≤BMI值＜25为正常体重，25≤BMI值＜30
为超重，BMI值≥30为肥胖 将BMI的目标值定位到小于25吧！

最重要的是控制食盐的摄入量

食盐摄入过量会导致血压上升

用饮食疗法治疗高血压时，千万不要忘记控制食盐的摄入！盐分是促进高血压恶化的强有力因素，所以限盐非常重要。那么，为什么过量摄取食盐会对高血压造成不好的影响呢？

食盐的主要成分是氯化钠，在体内会被分解为盐基和钠。也就是说，服用过量盐分含量较高的食物后，体内的钠浓度就会上升。之后，为了保持适合的钠浓度，体内的水分就会向血管内转移，血量增加，作为传输血液的泵，心脏需要用更强的力量输出血液，给血管造成更高的压力。而且，过剩的钠会侵袭血管壁，同时水分也会一起进入血管壁，导致血管壁水肿。血管壁水肿后，血液流通困难，血压越来越高。

钠也会对交感神经产生负面影响。刺激交感神经，让末梢血管*收缩，分泌能够使血压上升的激素。

日本高血压学会将高血压人群的盐分摄取量定为每天低于 6g。世界卫生组织（WHO）在 2012 年发布的方针将每日的食盐摄入量定为 5g 以下。而日本人每天的食盐摄取量约为 10g，高于饮食文化不同的欧美人。基于这个情况，日本高血压学会制定了食盐的标准摄取量。换言之，不注意饮食的话，容易过量摄取盐分。

接下来，一起分析一下食物中所含的盐分吧！

用语解说　末梢血管　心脏输出的血液由大动脉进入小动脉、毛细血管后，再由静脉送回心脏，心脏以外的部分血管被称为末梢血管，一般指手和脚的血管。

盐分（食盐）摄取过量诱发高血压的三个原因

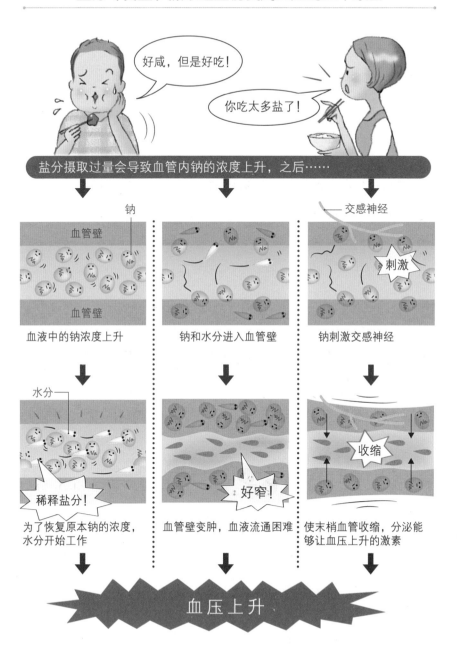

检查一下食品中的含盐量

减少摄入盐分，首先要知道各种食品的含盐量是多少。

盐分含量较高的腌渍食品并非不能食用，而是要和其他食物搭配起来，并注意食用的量。

我们先来确认一下盐分来源较多的调味品。味增、酱油等调味品，只要稍微加一点，就很容易达到每天食盐摄取上限6g。而且，一定要知道在很容易被误认为口味很淡的淡酱油中，比浓酱油含有更多的盐分。还有对于番茄沙司和黑醋酱来说，黑醋酱里含有的盐分基本是番茄沙司的3倍等。

千万不能忘记的还有加工类食品里的盐分。其中盐分含量较高的有竹荚鱼，远东多线鱼的鱼干，咸鳕鱼子和咸鲑鱼这样的加工食品。另外，鱼糕类的熬制食品、咸烹海产品、火腿、腊肉的含盐量也很高，所以为了控制盐分的摄入量，以上食物不建议一起食用。还有，有些挂面和方便面里盐分也是非常高，请一定要注意。

但是，一下子算清所有食物的含盐量，然后变为减盐的生活后，就会失去吃饭的乐趣。即便短时间内可以忍受这种严格的限制，长时间进行下去，也可能疲于减盐，甚至放弃。所以，减盐一定要有耐心，慢慢地减少摄入量。

另外，还可以用高超的厨艺摆脱食盐的限制，增加食物的味道。下面，我们就来学习一下其中的诀窍吧！

慎重使用含盐量较高的调味料

调味料	含盐量
1小勺盐（5g）	5.0g
1勺浓酱油（6g）	0.9g
1勺淡酱油（6g）	1.0g
1勺黄豆酱（浅色辛辣）（6g）	0.7g
1勺黄豆酱（红色辛辣）（6g）	0.8g
1勺浓辣酱（6g）	0.3g
1勺黑醋酱（6g）	0.5g
1勺番茄沙司（6g）	0.2g
1勺蛋黄酱（6g）	0.1g
1个竹荚鱼干（140g）	2.4g
1条鳕鱼的咸鱼子（80g）	3.7g
咸鲑鱼（100g）	1.8g

参考"日本食品标准成分表 2010"

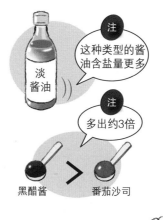

注

这种类型的酱油含盐量更多

注

多出约3倍

黑醋酱 > 番茄沙司

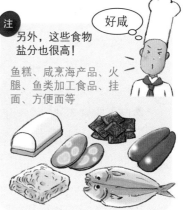

注

另外，这些食物盐分也很高！

鱼糕、咸烹海产品、火腿、鱼类加工食品、挂面、方便面等

好咸

修改食盐摄取标准

话题

　　虽然日本食品以健康闻名，但是唯一的缺点就是食盐的摄取量问题。

　　从预防高血压的角度来说，日本厚生劳动省制定日本人的食物摄取标准2015将成人（18岁以上）每日的食盐摄取量改订为男性8.0g、女性7.0g。根据各种各样的科学研究结果，制定了食物摄取标准，展示了应该吃的食物。对日本人来说，当务之急就是要减少摄入的盐分。

　　而且，最近餐厅和便利店内降低盐分的便当也越来越多，大家减少盐分摄入量的意识也在不断提高。好好利用这些，一起降低盐分的摄入吧！

用烹饪手段减少盐分

在饭店吃到的或打包买回来的小菜，吃一口就觉得很好吃，因为它们加了很多调味品。为了减少食盐的摄入，需要自己动手做饭。有些做菜的窍门可以使你感受不到菜品中盐分的减少。

首先，并非全部菜品都要减少盐分的含量，而要游刃有余、张弛有度。例如，可以将酱汤内的咸菜换成蔬菜段，来减少盐分，再将主要的炖菜少放一点盐，就不会有那么大的不相合的感觉，达到降低盐分的目的。

使用柠檬、柚子、青柠榨的汁和醋来增加酸味的话，就算盐放得少，也不影响菜品的味道。

另外，还可以用胡椒、芥末、辣椒、生姜等香辛料，大葱、野姜等佐料和香味蔬菜来调味，减少黄豆酱和酱油的使用。

高汤也非常不错，香气和味道会让菜品的味道更佳。同样，做菜时，使用少量的油也能让味道更好，使用本身有特别香味的芝麻油和橄榄油等效果更加。但是，使用太多的油容易导致热量摄入过量，诱发肥胖等症状。另外，最基本的一条要记住，要使用新鲜的食材。新鲜的食材有自己本身的味道和风味，不需要太多调味。

最后还有两个减少盐分的好助手，减盐黄豆酱和减盐酱油。虽然味增汤不利于减少盐分摄入，但是汤可以带来饱腹感，还能维持营养均衡。如果配料很多的话，就减少汤汁的量，从而达到减少盐分的目的。如果把蔬菜作为配菜，钾含量较多，可以帮助排出体内多余的盐分。

那么，接下来就来看一下，什么样的食材可以改善高血压。

好吃又能减少盐分的 7 个诀窍

 调味要张弛有度
将不需要调味和稍微重口味的菜品区分开

 使用酸味来提味
使用柠檬、柚子、酸橘、烟醋、米醋、陈醋、葡萄酒醋等增加酸味和风味，淡化盐分的减少

 香辛料、佐料、香味蔬菜
使用生姜、芥末、辣椒等香辛料，大葱、野姜等佐料，以及香草、绿紫苏等有特殊香味的蔬菜来调味

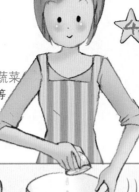 加入少量的油
做菜使用少量的油能让味道更好，减盐又好吃。本身有特殊香味的芝麻油、橄榄油等效果更佳

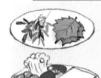 使用新鲜的食材
在食材还新鲜的时候做菜，可以品尝到食材本身的味道

 使用减盐味增、减盐酱油
即便减少了盐分，也能满足口感，可以轻松达到减少盐分摄入的目的

 味增汤也要花时间制作
配料较多的话，就减少汤汁。作为配菜使用的蔬菜、海藻、菌类中富含大量的钾

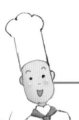

直接买的熟食往往含盐量较多，为了达到降低盐分的目的，最好自己动手做菜

要多吃的食物和要避免的食物

多吃蔬菜水果

想要通过饮食疗法改善高血压，有的食物要多吃，而有的食物最好避免吃。

首先，要多吃蔬菜和水果。原因之一是，蔬菜和水果中富含大量的钾*。钾通过抑制肾素在体内储存钠的活性，来促进钠从体内排出。也就是说，即便摄取大量的钠，如果同时摄取钾的话，可以防止钠对身体产生危害。另外，钾还可以扩张末梢神经，改善血液输送，增加体内能使血压下降的酶——激肽释放酶的含量，抑制使血压上升的激素——儿茶酚胺的分泌，对预防高血压有积极作用。钾可溶于水，所以在做炖菜等加热处理的料理时，建议将汤汁也一并喝了。

多吃蔬菜水果的另一个原因是，其中富含膳食纤维。消化不了的食品无法被消化器官吸收。膳食纤维有两种，可溶于水的和不溶于水的。可溶于水的膳食纤维有：水果里含量较多的果胶*和海藻的海藻酸，它们可以促进钠排出体外。不溶于水的膳食纤维在经过消化器官时，钠会附着在膳食纤维上，通过粪便排出体外。

除了钾和膳食纤维以外，水果中还含有大量的果糖，摄取过量会招致肥胖，所以要注意摄取的量。

用语解说　钾　如果患有高钾血症（肾功能不全），要注意水果和蔬菜的摄取。
果胶　是一种水溶性的膳食纤维。有酸和糖的情况下，会变为胶质，做果酱时会用到果胶。可以降低血液中的胆固醇含量和血糖值。

多吃水果和蔬菜

水果和蔬菜可以改善高血压的三大原因

1 含有大量的钾

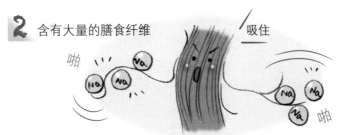

扩张

可以促进钠的排出，控制血压

含钾较多的食物	芹菜、菠菜、芋头、南瓜、甘蓝、香蕉、哈密瓜

2 含有大量的膳食纤维

吸住

钠附着在膳食纤维上，通过粪便排出体外

富含膳食纤维的食物	黄麻、牛蒡、菠菜、香菇、苹果、草莓

3 营养丰富

还有大量身体需要的其他营养素，如维生素和矿物质等。

水果中含有大量的果糖，注意不要吃太多，一天吃两个蜜柑这样的程度最好。至于蔬菜，不仅是浅色蔬菜，黄绿色蔬菜也要多吃

注意脂肪的过量摄取及其质量

高血压患者要避免进食脂肪含量较高的食物。当然，并不是完全不摄入脂肪。三大营养物质之一的脂肪，是细胞膜和激素的构成原料。另外，如果没有脂肪的话，会对血液凝固、免疫功能及抑制炎症产生影响。所以，不应该完全断绝脂肪的摄取，而是控制在适当的量。

那么，适量的脂肪从何而来呢？这与脂肪的性质有很大的关系。我们经常会说"一起控制动物脂肪吧"，动物脂肪在体内以固态的形式出现，植物脂肪则是液态的形式。

脂肪主要由脂肪酸构成，可以大致分为两类，饱和脂肪酸和不饱和脂肪酸。饱和脂肪酸多存在于肉类、牛奶、鸡蛋等食物中，也被称为动物脂肪。动物脂肪会增加血液中胆固醇和中性脂肪的含量，所以必须控制摄入量。不饱和脂肪酸是对人体有利的脂肪。不饱和脂肪酸分为单不饱和脂肪酸和多不饱和脂肪酸*，多不饱和脂肪酸又分为 Ω-3 脂肪酸和 Ω-6 脂肪酸。橄榄油和杏仁油等含有单不饱和脂肪酸，可以降低恶性胆固醇（低密度脂蛋白胆固醇）的含量。Ω-6 脂肪酸多富含于红花油、葵花籽油及芝麻油等中，可以降低血液中胆固醇的含量。但是，过量摄取可能会诱发血栓，一定要适量。Ω-3 脂肪酸多存在于大豆油、芝麻油以及沙丁鱼和秋刀鱼等鱼类脂肪中。接下来介绍 Ω-3 脂肪酸的相关内容。

用语解说　　多不饱和脂肪酸　包括亚油酸和花生四烯酸等 Ω-3 脂肪酸，以及二十碳五烯酸（EPA）、二十二碳六烯酸（DHA）和 Ω-6 脂肪酸等，对身体特别有益。

需要控制的脂肪和需要有效利用的脂肪

脂肪并不是全部相同，要注意其种类和特性

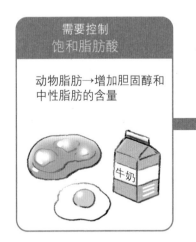

需要控制 饱和脂肪酸
动物脂肪→增加胆固醇和 中性脂肪的含量

月桂酸……椰子油、棕榈油

十四酸……黄油、椰子油

棕榈酸……动植物油脂

硬脂酸……动植物油脂

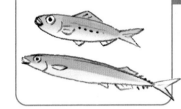

充分利用 不饱和脂肪酸
有降低恶性胆固醇和低 密度脂蛋白（LDL）胆 固醇的作用

单不饱和脂肪酸

Ω-9脂肪酸

棕榈油酸……动植物油脂、鱼类
的脂肪

油酸……动植物油脂

多不饱和脂肪酸

Ω-3脂肪酸

α氨基酸 ……芝麻油、亚麻籽油

二十碳五烯酸……鱼类的脂肪

二十二碳六烯酸……鱼类的脂肪

Ω-6脂肪酸

亚油酸 ……植物油脂

花生四烯酸……动物磷脂

食用青鱼有利于控制血液中胆固醇的含量

即使同为脂肪，也有很多种类，脂肪是不能完全避免的。应该了解脂肪的种类和性质，然后灵活地运用它。

人们常说"鱼的脂肪对身体好"。鱼类和肉类相同，是优质蛋白质的来源，是经常被用作主要食物的食材。鱼类的脂肪和肉类的脂肪有什么不同呢？

近年来，在对身体有益的多不饱和脂肪酸中，Ω-3 脂肪酸的效果备受关注。EPA、DHA 虽然经常听但其指的什么很陌生吧。EPA 是二十碳五烯酸的英文缩写，可以抑制血小板的凝固，降低中性脂肪*和有害胆固醇的值，提高良性胆固醇的含量。也就是说，具有让血液变得清爽的功能。DHA 是二十二碳六稀酸的英文缩写，可以提高血管的柔韧性，让血液流通更加顺畅。EPA 和 DHA 主要存在于沙丁鱼、秋刀鱼、青花鱼等背部为青色的鱼中。也就是说，食用青鱼可以起到让血液变得清爽的作用，有利于预防心血管疾病。这与富含饱和脂肪酸促使动脉硬化的肉类不同。

背部为青色的鱼类也富含 Ω-3 脂肪酸。虽然 Ω-3 脂肪酸可以降低血液中胆固醇的含量，但过量摄取会诱发血栓。所以即便是对身体好的青鱼，也要适量食用。顺便提一下，Ω-3 脂肪酸和 Ω-6 脂肪酸的比例为 1 :（3~4）最佳。

接下来介绍高血压患者需要摄入的其他营养物质。

用语解说　中性脂肪　肝脏中产生的一种脂肪，多余的能量会以中性脂肪的形式储存在体内，过量储存会导致肥胖和脂肪肝。

二十碳五烯酸（EPA）和二十二碳六稀酸（DHA）

降低中性脂肪和有害胆固醇的含量，提高良性胆固醇的水平

提高血管的柔韧性，使血流更加顺畅

含EPA、DHA较多的鱼类

鱼类	EPA（mg/100g）	DHA（mg/100g）
鳗鱼（烤鳗鱼）	750	1300
金吉鱼（黄血鱼）	1500	1500
青花鱼	500	700
秋刀鱼	890	1700
咸大马哈鱼子	2100	2400
比目鱼	980	1700
鲕鱼	940	1700
金枪鱼	970	1900
沙丁鱼	1200	1300

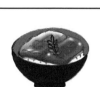
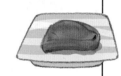
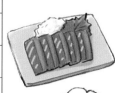

参考日本食品标准成分表

又好吃对身体又好
EPA、DHA都有让血液变得清爽的效果

其他需要积极摄取的营养物质

对于高血压患者来说，还需要积极摄取蛋白质、钙和镁。

蛋白质为三大营养物质之一，是构成机体细胞的重要营养物质。对于高血压患者来说，积极摄取蛋白质非常重要，因为蛋白质是构成血管的重要物质。血管如果无法正常代谢，老化之后会失去弹性，诱发动脉硬化，促使高血压恶化。而且，构成蛋白质的氨基酸中，有一种叫做牛磺酸的物质，可以控制脑内的交感神经中枢，抑制其兴奋。交感神经兴奋之后，血压就会上升，牛磺酸可以抑制这种情况的发生。除了青鱼，乌贼、章鱼、牡蛎、蛤蜊等都含有大量牛磺酸。牛磺酸可溶于水，可以通过服用汤汁来摄取。

钙是骨骼中不可缺少的矿物质，对血压也会产生很大的影响。高血压患者钙的代谢发生异常之后，过量的钙就会进入血管的平滑肌细胞。钙具有收缩平滑肌*的作用，所以血管收缩导致血压上升。镁可以控制钙的血管收缩作用平衡。镁可以防止血管收缩过度，并且扩张血管。镁和钙是身体内容易含量不足的矿物质，要积极摄取。

接下来将解答很多高血压患者都要面对的饮酒问题。

用语解说　平滑肌　肌肉的一种，可以使消化器官等内脏（除心脏以外）、血管壁活动，是意识无法控制的不随意肌。

其他需要摄取的营养物质

蛋白质

① 形成血管的原料

② 构成成分中的牛磺酸可以抑制交感神经兴奋，降低血压

> 蛋白质摄入不足会促进动脉硬化和高血压的发展

蛋白质

鱼类、豆腐、肉类、乳制品

钙

钙具有降血压的作用

> 摄入钙较多的人，往往血压较低，但是高血压患者由于钙的代谢异常，会导致血管收缩、血压上升

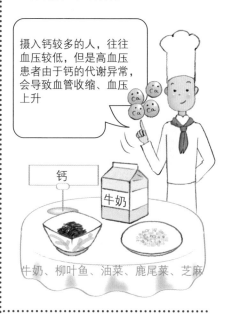

钙

牛奶

牛奶、柳叶鱼、油菜、鹿尾菜、芝麻

镁

镁可以防止血压上升

> 可以控制血管收缩平衡

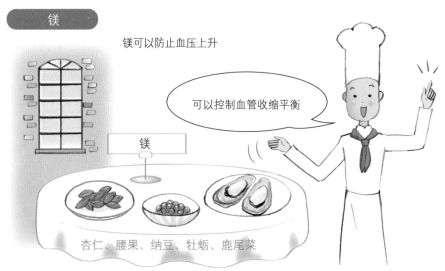

镁

杏仁、腰果、纳豆、牡蛎、鹿尾菜

适量饮酒

对高血压患者来说，饮食中不仅要注意食品，也要注意饮品。其中影响最大的就是酒精。

"酒为百药之长"，正如此话所讲，适量饮酒的人比完全不饮酒的人疾病更少。酒精有促进血液流通、增加良性胆固醇、消除压力等作用。在高血压患者中，比起完全不饮酒的人，每天少量饮酒的人，动脉硬化不易恶化，由心血管疾病引发的死亡率更低，考虑少量饮酒有利于治疗高血压。

但是，这要建立在适量饮酒的前提下。有过量饮酒习惯的人，血压会上升，诱发高血压。另外，有研究显示，如果饮酒量减少80%，血压就会下降。原因除了酒精本身会刺激交感神经，增加心输出量以外，下酒菜中富含的盐分、菜品食用过量后摄入的热量等都会对血压产生较大的影响。

饮酒时，要注意下酒菜所含的盐分和热量，适量饮酒。酒精换算*是将适合的饮酒量换算为酒精，男性每天为 20~30g，女性每天为 10~20g，少于 500mL 啤酒中的酒精含量。

另外，高血压患者最好注意一下饮品中的咖啡因含量。咖啡和绿茶中含有咖啡因，可以刺激交感神经，收缩血管，加速高血压恶化。所以要适量饮用咖啡和绿茶。

接下来介绍特定保健食品的使用方法。

用语解说　酒精换算　不同种类的酒，酒精含量不同，此换算可以计算出每种不同的酒中含有多少酒精。

适量饮酒有益健康

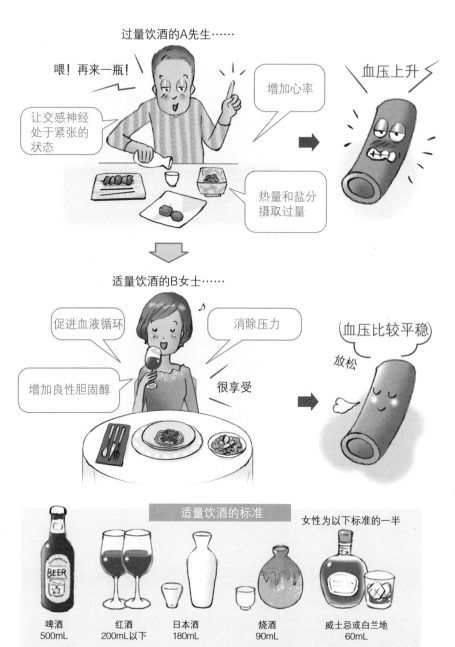

参考日本高血压学会的高血压治疗指南2014

在日本，超市和便利店能轻易买到的特定保健食品，以及 2015 年开始销售的功能性食品等，有很多种对健康可以产生作用的食品，被称为"特保"的特定保健食品、功能性食品及营养功能食品，统称保健功能食品。

在日本，特定保健食品具有特定的保健效果，获得了日本厚生劳动省的许可。通过临床试验，已经检验出其对健康的效果，安全性得到认证。这类商品的包装上印有特保的标志。功能性食品为展示营养成分的功能并进行售卖的食品，在日本国家制定的规则下，制造商通过将科学依据的文件递交至消费者协会，取得认证。营养功能食品中含有一定标准含量的有科学依据的营养成分，并且明示所含营养成分的功能。

前面已经提过，高血压患者需要注意饮食，保健食品可以起到辅助饮食疗法的作用。不过，保健功能食品说到底还是食品，和能够治疗疾病的药物不同，不要对其抱有过大的期望。而且，必须遵守每日用量。过量食用，也不会有更好的效果，反而可能对身体造成危害。

接受治疗时，如果食用保健品，一定要告知医生，特别是在服用降压药或治疗其他并发症的药物时，一定要多加小心，如果自己无法判断，请一定要和医生商量。

服用保健功能食品的方法和注意事项

保健功能食品的定义和使用注意事项

1 一种辅助食品

有利于高血压患者的
饮食疗法取得更好的
效果

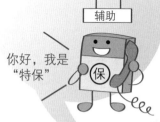

辅助

你好，我是
"特保"

2 每日必须严格遵守使用量

过量食用也不会有更好的效果，
反而可能有害健康

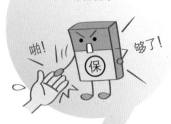

啪!

够了!

保健功能食品
是⋯⋯

3 不是药

本质是食品，不能治疗疾病

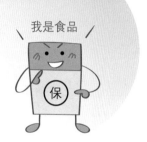

我是食品

4 正在接受治疗的人
一定要告知医生

服用降压药和治疗其他
并发症的药物的患者，严
禁自行判断是否可以食
用保健类食品

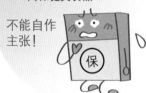

不能自作
主张!

有并发症的患者饮食注意事项

并发肾脏疾病的患者

高血压伴随一些并发症时，饮食要特别注意。高血压会对血管造成负担，加速肾脏动脉硬化，引起肾硬化和慢性肾衰竭等疾病。

肾脏可以过滤血液中的代谢产物，然后通过尿液排出体外，同时维持血液中钠含量的均衡，调节体内水的含量。如果饮食给肾脏造成更严重的负担，虚弱的肾脏就会无法处理这些情况，有加重病情的危险。

首先，要注意蛋白质的摄入过量。摄入蛋白质后，其代谢产物尿素氮和肌酐*必须经过肾脏排出体外，对肾脏造成负担。但是，蛋白质是维持身体运转不可缺少的营养物质，适量摄取非常重要。同样，为了防止钠的排出过多，要注意钠的摄入。因为钠摄入过多不仅会给肾脏带来负担，肾功能减退后，钠的排泄能力也会降低，所以一定要严格遵守摄取限制。另外还要注意促进钠的排泄以及对高血压有利的钾。肾功能降低后，无法正常将钾排出体外，血液中钾含量提高后，可能会诱发高钾血症（参见第72页）。

蛋白质的摄入量有限，所以要充分摄入能量。如果能量不足，体内的蛋白质会被当作能量使用。

另外，根据肾脏疾病的症状，也会对水分有一定的限制。

用语解说 肌酐　肌肉生成的代谢产物之一，会通过尿液排出体外，但是如果肾功能减退，就无法正常排出，血液中的肌酐含量就会上升。

高血压引起肾脏疾病患者的饮食

菜单

1. 不要过量摄入蛋白质

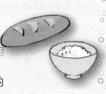

过量摄入蛋白质会给肾脏造成负担
- 每日摄入30~50g
- 注意米饭、面包、薯类食物中的蛋白质含量

2. 不要过量摄取盐分（食盐）

- 虽然每日需要摄入6g以内盐分（食盐），但是要在医生的指导下慢慢减少摄入量

3. 不要过量摄入钾

肾脏排钾的能力降低
- 适量食用蔬菜和水果
- 钾溶于水，将蔬菜切成块在水中浸泡或用水煮减少钾的含量

4. 充分摄入能量

蛋白质摄入有限，所以要充分摄入能量
- 每天摄入量为1800~2200kcal
- 能很好地利用不含蛋白质的砂糖、淀粉类、油类

5. 注意水分的限制

根据肾脏疾病的症状，限制水分的摄入
- 仔细测量水分
- 要计算菜肴和水果中的水分含量
- 不要严重缺水

最重要的就是要适量。优先遵照医生的指示！

　　高血压和糖尿病有密切的关系。第 1 章提到，糖尿病患者多患有高血压。高血压患者也很容易患糖尿病。如果两种疾病并发，就会相互影响导致恶化，使动脉硬化恶化，可能诱发心脏病和脑卒中。另外，如果毛细血管产生动脉硬化，可能会引起神经功能障碍，并且有患视网膜疾病的风险。两种疾病并发患者的饮食疗法和高血压患者的饮食疗法，有很多相同之处，为了防止糖尿病进一步恶化，需要更加注意能量的摄入。

　　首先，要控制脂肪（特别是容易使动脉硬化恶化的动物脂肪）和糖类。应该积极摄取膳食纤维，在膳食纤维中，有水果中的果胶、魔芋所含的葡甘露聚糖以及海藻类食物中所含的海藻酸等水溶性膳食纤维，也有蔬菜中的纤维素。动物软骨等组织中含有非水溶性膳食纤维骨胶原。水溶性膳食纤维具有降低血糖的作用，要积极摄取。但是，水果中含有丰富的果糖，摄入太多容易导致肥胖，一定要注意。

　　另外，蔬菜和豆类食物中富含的非水溶性膳食纤维可以吸收肠道内多余的物质，增加饱腹感，对糖尿病和高血压患者非常有益。

　　还有一点非常重要，一日三餐按时吃饭。患糖尿病后，血液中的葡萄糖因无法代谢消耗而含量升高并产生持续的高血糖状态。糖尿病患者不能暴饮暴食，否则，血糖值急速上升，需要大量的胰岛素，会给胰腺造成负担。

　　接下来介绍血脂异常的患者在饮食上需要注意什么。

饮食要限制能量的摄入

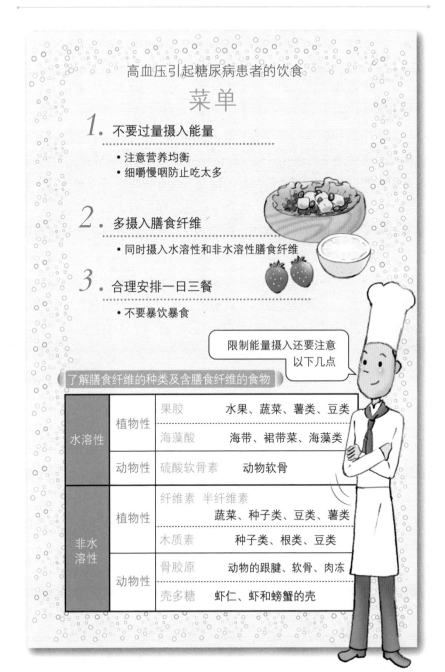

高血压引起糖尿病患者的饮食

菜单

1. 不要过量摄入能量

- 注意营养均衡
- 细嚼慢咽防止吃太多

2. 多摄入膳食纤维

- 同时摄入水溶性和非水溶性膳食纤维

3. 合理安排一日三餐

- 不要暴饮暴食

限制能量摄入还要注意以下几点

了解膳食纤维的种类及含膳食纤维的食物

水溶性	植物性	果胶	水果、蔬菜、薯类、豆类
		海藻酸	海带、裙带菜、海藻类
	动物性	硫酸软骨素	动物软骨
非水溶性	植物性	纤维素 半纤维素	蔬菜、种子类、豆类、薯类
		木质素	种子类、根类、豆类
	动物性	骨胶原	动物的跟腱、软骨、肉冻
		壳多糖	虾仁、虾和螃蟹的壳

很多高血压患者会同时患血脂异常。血脂异常即为血液中的脂肪含量过多的状态。

血液中的脂肪主要为中性脂肪和胆固醇*。其中，中性脂肪含量过高称为高甘油三酯血症，胆固醇含量过高称为高胆固醇血症。当然，也有中性脂肪和胆固醇含量都高的情况。饮食疗法应该注意的是，不要摄入过多的脂肪和胆固醇。特别是动物脂肪中富含的饱和脂肪酸会加速动脉硬化，增加体内低密度脂蛋白（LDL）胆固醇的含量，请一定要控制摄入量。

不要摄入过多肉类、猪油及黄油等。三文鱼子和鳕鱼子内也含有大量的胆固醇，一定要注意！与其相反，植物油和青鱼脂肪中富含的不饱和脂肪酸可以减少体内恶性胆固醇的含量，增加良性胆固醇含量，要多吃。

而且，一定要引起注意的是，食物的营养均衡和能量的合理摄入。

如果维生素、矿物质、膳食纤维含量不足，会使胆固醇氧化，使有害身体的物质排泄困难。另外，就算控制摄入脂肪，热量摄入过高的话，多余的热量会转化为脂肪囤积在体内。肥胖会对血脂异常和高血压等疾病产生不利影响，一定要引起注意。甜食和酒精容易导致肥胖，要控制二者的摄入。

从第4章开始，将介绍为了防止高血压恶化在日常生活中需要注意什么。

用语解说 胆固醇 脂肪的一种。它是人体细胞膜的原料，具有保护血管壁和红细胞的作用。虽然可以从食物中摄取，但是大部分在肝脏中合成。

不要过量摄入脂肪和胆固醇

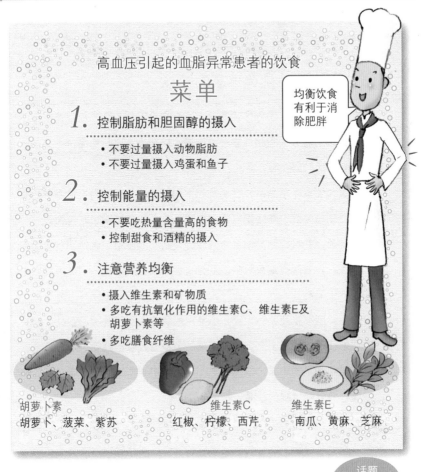

高血压引起的血脂异常患者的饮食

菜单

均衡饮食有利于消除肥胖

1. 控制脂肪和胆固醇的摄入

- 不要过量摄入动物脂肪
- 不要过量摄入鸡蛋和鱼子

2. 控制能量的摄入

- 不要吃热量含量高的食物
- 控制甜食和酒精的摄入

3. 注意营养均衡

- 摄入维生素和矿物质
- 多吃有抗氧化作用的维生素C、维生素E及胡萝卜素等
- 多吃膳食纤维

胡萝卜素
胡萝卜、菠菜、紫苏

维生素C
红椒、柠檬、西芹

维生素E
南瓜、黄麻、芝麻

话题

怎样摄取胆固醇

为了健康，每天吃一个鸡蛋。是不是很多人会这么想。

日本厚生劳动省发布的"日本人的饮食摄取标准2015"中，每天摄取的胆固醇没有上限。那是因为，研究显示，体内的胆固醇值不会受到食物中摄取的胆固醇的影响，而是会受肥胖和动物脂肪的摄取量的影响。当然，这是对身体健康的人来说的。对体内低密度脂蛋白胆固醇含量较高的人来说，可以通过控制胆固醇的摄入量使体内胆固醇含量降低。胆固醇含量较高的食物，其他脂肪的含量也很高，所以保持均衡饮食非常重要。

在外用餐时，挑选菜品的秘诀

即便在外用餐，饮食疗法最基本的内容也不会改变。也就是说，不要摄入过量的盐分、脂肪、能量。点菜的诀窍为，比起单品，点菜品较多的套餐比较好。

盖饭和面食等单品菜，容易营养不均衡，盐分也过高。最好不要点拉面和砂锅乌冬面、炸猪排盖饭、咖喱饭等。如果特别想吃拉面，一定不要喝汤，并且控制其他食物的盐分和脂肪的含量，保持营养均衡。

吃饭时，要选择配菜较多，且有主食和副食的套餐。但是不要点牛肉火锅、生姜肉片、照烧鱼肉等含盐量较多的菜品。主菜尽可能选择淡口食品，副菜吃蔬菜和大豆，小菜用醋腌的食物代替腌渍食品。

在外就餐，要勇于剩饭。如果菜品含糖量较多，就要将米饭剩下，尽量不要吃赠送的小菜，最多只吃一半。味增汤和其他汤类所含盐分也很高，要只吃汤里的配菜，把汤剩下。

在外就餐时，为了更好吃，即便做的菜品和家里一样，盐分含量也偏高。根据菜单的不同，可能一顿的盐分摄取量就超过一天的定量。所以尽量自己做饭或带便当。

在便利店或便当店买饭时，一定要确认盐分的含量。

最近，出现了注重健康的"控制盐分，多放蔬菜"的便当，可以选哦！

第 4 章

防治高血压的
日常生活经验

高血压的治疗通常为防止
血压再次上升，所以自己也要
注意。本章将介绍高血压患者
日常生活中需要注意的事情。

自己在家测血压

为了预防高血压或防止高血压进一步恶化，患者不仅要在医院接受治疗，自己控制病情也很重要。

其中，比较重要的就是自己在家测量血压。很多人认为，体检时测了血压就可以了，事实上，在家里自己测量血压比在医院测血压更重要。

第1章和第2章也提到过，血压会受测量的地点、时间、气温、压力等因素影响。所以有很多人在家测得的血压和在医院测得的血压存在差异。例如，有些人在家测量的血压高而在医院测量的血压却正常，原因在于，在医院测量血压时，患者在穿白大衣的医生和护士面前感到紧张，导致血压暂时上升而出现"白大衣高血压"。还有些人正好相反，在医院测量的血压正常而在家里测量的血压却高，这属于隐匿性高血压。

有研究表明，在家里测量的血压比在医院测量的血压对治疗更重要。家庭血压的优点为，其一是在患者放松的状态下测得的血压，其二是患者还可以根据自己的时间测量血压。例如，可以在早上和睡前各测一次血压，降低漏诊晨间高血压和夜间高血压的风险。另外，在家测量血压可以使患者更加了解自己的身体，在长期的饮食疗法、运动疗法、服用降压药的过程中，血压也可以成为治疗的目标。

在家测量血压的注意事项

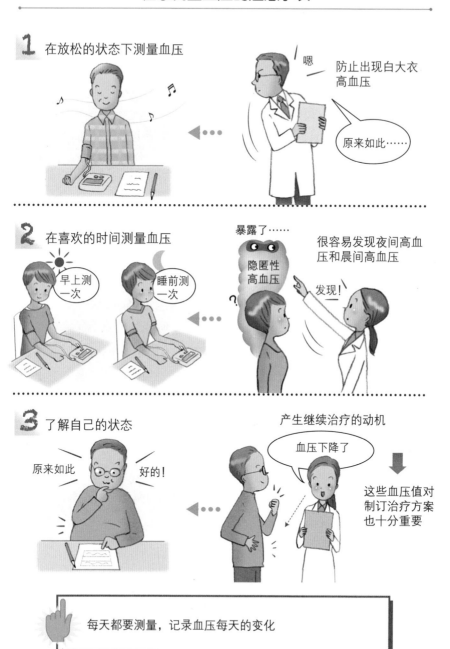

1 在放松的状态下测量血压

嗯

防止出现白大衣高血压

原来如此……

2 在喜欢的时间测量血压

早上测一次

睡前测一次

暴露了……

隐匿性高血压

发现！

很容易发现夜间高血压和晨间高血压

3 了解自己的状态

原来如此

好的！

产生继续治疗的动机

血压下降了

这些血压值对制订治疗方案也十分重要

每天都要测量，记录血压每天的变化

正确测量血压

血压计[*]根据血压测量的位置不同，分为手指式血压计、腕式血压计、臂式血压计等。

使用腕式血压计时，即便穿了长袖，稍微卷起袖子就可以进行测量，这种测量方法非常方便，但是最准确的测量方法，应该将血压计裹在上臂上测量。

血压每天早晚各测一次。早上起床后 1h 内，排尿之后，吃早餐前测量血压。晚上睡觉前，在饭后，吸烟、聊天、洗澡之后，留出 30min 以上的时间来测量血压。

将测量血压时用到的桌椅放在安静的地方，室温不要太高也不要太低。测血压时要坐在有椅背的椅子上，测量前 5min 保持安静，将衣服的袖子卷起来。在放松的状态下，在手肘处寻找一个能感受到脉搏的地方，这里就是上臂动脉。袖带卷在上臂上，距离手肘 2~3cm 的位置，以能插入 1~2 根手指的宽松度为佳。如果裹得太紧，测出的血压会较低；反之，如果裹得太松，测出的血压则会偏高。将上臂与心脏保持同样的高度，手腕放在桌子上，开始测量。测量时，肩部不要用力，保持自然呼吸，放松心态。为了得到正确的血压值，一次测 2~3 回比较好，将两个相近值的平均值记录下来。如果家里的血压计太旧了，建议换个新的血压计。旧血压计测出的血压值可能会不准。

目前，有能自动记录血压值并且将数据传送到计算机上的全自动血压计，非常方便。

 用语解说 血压计 测量血压的工具。已经有家用高精度血压测量仪，人们也越来越重视在家测量血压。

94

在家里测量血压的方法

※使用臂式血压计时

❷ 测量时间
- 早上：起床后1h内，早饭前
  晚上：睡前，吃饭、洗澡、吸烟、聊天后30min，排便和排尿后5min
- 姿势相同，同侧上臂

❶ 准备
- 将桌椅放在安静的地方
- 将室温控制在20~25℃
- 尽可能在同样的时间测量

❸ 卷袖带的方法
- 在手肘的附近寻找脉搏跳动的地方，即上臂动脉

- 在上臂动脉上，距离手肘2~3cm处
- 以能插入1~2根手指的松紧程度为宜

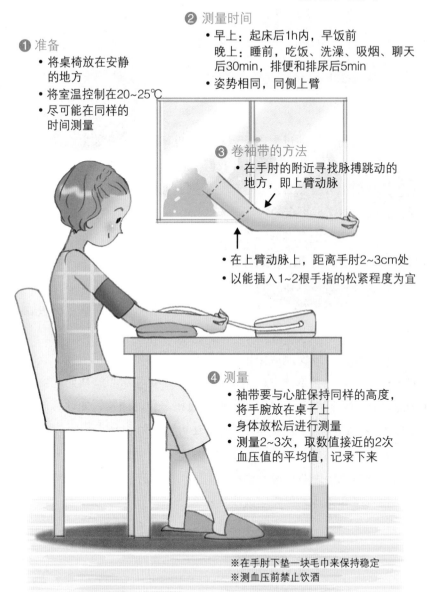

❹ 测量
- 袖带要与心脏保持同样的高度，将手腕放在桌子上
- 身体放松后进行测量
- 测量2~3次，取数值接近的2次血压值的平均值，记录下来

※在手肘下垫一块毛巾来保持稳定
※测血压前禁止饮酒

高血压治疗过程中，运动疗法也十分重要

适当运动可以预防和改善高血压

在治疗高血压的过程中，运动疗法也相当有效。如果患者下了工夫，那么就会有非常好的效果，我们一起运动吧！

从体温上升可以看出，运动会促进血液循环。这是因为，肌肉运动时比安静时需要更多的氧气和能量，心脏会增加对全身的血液供给，因此血压会暂时上升，脉率会加快。这看上去可能对高血压产生不利的影响，但是，适当运动有利于改善高血压。

即便运动会导致血压暂时上升，但是肌肉的血管扩张后，运动结束后，血压就会下降。而且，持续运动可以促进肌肉对氧气的吸收，血压和脉搏的跳动也就没那么高了。

运动疗法可以使血液中扩张血管的前列腺素的含量增加，收缩血管的儿茶酚胺的含量减少，副交感神经处于优先状态，从而起到降低血压的作用。同时，还可以改善使高血压恶化的因素，如动脉硬化、血脂异常、糖尿病、肥胖等。另外，还可以缓解压力。

只不过，运动疗法的效果不会很快出现，而且，对于从来没有运动习惯的高血压患者来说，突然开始运动，也有一定的危险。

接下来介绍运动疗法应该注意什么。

适量的运动有降低血压的效果

运动有利于稳定血压，原因是……

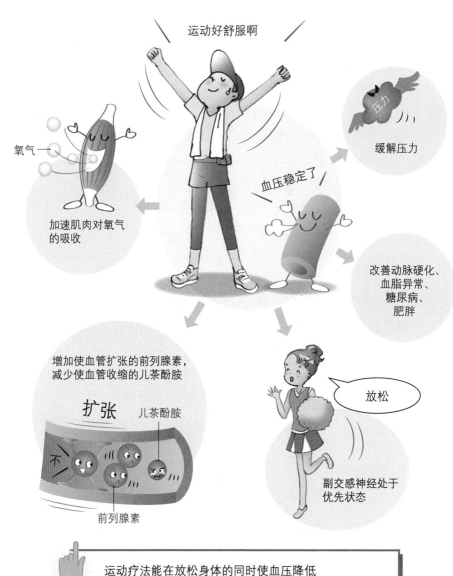

运动疗法能在放松身体的同时使血压降低

运动前要咨询医生

虽说运动有改善高血压的效果，但是并不是所有人都可以突然开始运动疗法。前面已经介绍过，运动时，为了能让肌肉开始运动，就必须把氧气输送至全身，心脏跳动更快，血压会暂时上升。有的运动，会让血压发生很大的变化。

可以进行运动疗法的患者，收缩压不能超过180mmHg，舒张压不能超过110mmHg，且不能患有心绞痛和心肌梗死等心血管疾病，即处在轻度、中度高血压阶段。

血压如果比以上提到的值高，首先需要服用降压药使血压降低，再开始运动疗法。运动前，需要向医生咨询，接受体检之后，选择适合自己的强度。老年人需要特别注意，是否还患有高血压以外的疾病。如果患有心脏病*、糖尿病、肝脏疾病、呼吸系统疾病等，需要特别注意。另外，关节和骨骼有疾病的时候，也要引起注意。

如果正在服用治疗高血压以外的药物，必须要考虑到对药效产生的影响及药物的不良反应，所以一定要和医生沟通。

要注意运动种类的选择。如果医生对运动的选择有建议的话，请一定要遵从。另外，即便选择了合适的运动，身体状况、天气等原因也有可能对身体产生不利的影响，如果觉得不适，不要硬撑，及时停止运动。

 心脏病 在心脏出现的各种各样的疾病，主要指由心脏供血不足以及氧气供给不足引起的心绞痛和心肌梗死等缺血性心脏病。

运动前要向医生确认

并不是所有人都可以进行运动疗法

可以进行运动疗法的患者的条件

| 收缩压低于180mmHg | 舒张压低于110mmHg |

※如果血压超过以上数值，请先服用降压药降低血压，再开始运动

医生的检查

心脏病	心绞痛、心律不齐等	呼吸系统疾病	哮喘、慢性阻塞性肺疾病等
糖尿病	糖尿病及其并发症	运动系统疾病	关节及骨骼的疾病
肝脏疾病	重症不适合运动	其他	正在服用何药物、平时运动的种类

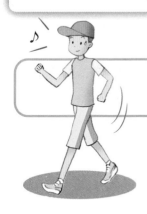

开始运动疗法

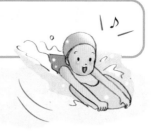

 发生以下情况时，停止运动！ •感冒、发热、腹泻、呕吐、身体虚弱 •运动中出现强烈的心悸、气喘、冒冷汗等症状 ※天气和身体状况不适合运动的时候，不要勉强

有氧运动有降压的效果

接受医疗检查后，如果医生认为可以进行运动疗法，就可以开始了。这时，比较重要的是，要选择进行什么运动。

运动的种类有很多，短跑、举重等瞬间使用肌肉、爆发强大力量的运动为无氧运动。游泳、慢跑等在充分的呼吸下，缓慢使用肌肉的运动为有氧运动。

进行无氧运动时，肌肉一下子爆发强大的力量后，血压会变得非常高。虽然只是暂时的，但是，对于想要改善高血压的患者来说，是非常危险的。适合用来做运动治疗的是在长时间内，能够给肌肉提供充足氧气的有氧运动。好处是，任何人都能轻松驾驭，且对身体负担较小。除了慢跑，有氧运动还包括健身操、快步走、骑行、马拉松，以及节奏缓慢的网球和兵乓球等。

至于运动强度，运动时感到很轻松到稍微有点吃力就好，以稍微出汗的程度为宜。将运动强度定为最大耗氧量的50%。

一次运动的时间为10min以上，每天运动30min以上，尽量每天都运动。足球和排球等需要团队合作的运动虽然很好玩，但是可能会发生受队友影响的情况，所以不是很合适。

接下来介绍运动疗法中最适合的运动。

选择适合自己的运动方法

运动疗法从选择运动的种类开始

开始

选择自己喜欢的运动

推荐有氧运动

游泳、慢跑、健身操、走路、骑行、马拉松，以及强度较弱的网球和乒乓球等

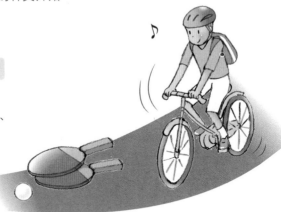

运动时间　　每天30min以上，尽量每天都运动

运动强度　　感到很轻松到稍微有点吃力的程度。运动后，稍微出汗

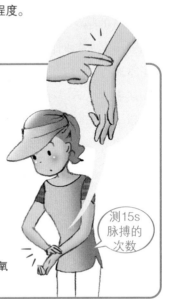

确认运动强度的方法

❶ 运动3~4min，测量15s脉搏的跳动次数

❷ 测得的❶的数值 × 4

❸ 如果数值在下表范围中即为合适的强度

年龄（岁）	脉搏跳动次数/1min
30~40	120~125次
40~50	115~120次
50~60	105~115次
60~70	100~110次

※如果进行强度较大的有氧运动，也会有和无氧运动相同的危险，千万不要勉强自己

测15s脉搏的次数

推荐走路

前面已经介绍过，有氧运动有利于改善高血压，尽可能每天运动30min以上。但是有的人可能会有负担。确实如此，不论是多么有趣的运动，每天坚持确实不容易。游泳的话，必须去游泳馆；打网球的话，则需要同伴。当然每天换不同的运动也很好玩，但是还是推荐走路。走路不需要任何道具和经验，谁都可以轻松上手。也不需要有同伴，更不需要顾虑时间和场所。而且走路最大的优点是，可以根据自己的情况选择合适的运动强度，非常方便。

最开始可以慢走，习惯之后可以加大步伐，加快速度，提高运动强度。而且，在上班路上、购物途中，只要有意识地行走，就可以达到运动的效果。

每次走10min，每天走3次，和一次走30min的效果基本相同。需要注意的是，走路姿势要正确，步伐尽能大，轻快地行走。手肘呈直角弧度，大幅向前后甩动。如果有同伴的话，最合适的强度就是可以正常聊天的程度。一边享受美景一边运动一定特别棒。运动前后及运动途中不要忘记补充水分。

接下来将介绍提升有氧运动效果的两个方法。

走路的要点

 开始

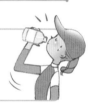

- 一次不足30min也可以
- 不要太吃力
- 勤喝水
- 速度很慢的话，没有效果

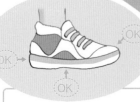

服装和鞋
- 穿便于运动、容易散热和吸水性强的衣服
- 要选择大小合适、鞋底弹性较高、脚尖有弯曲空隙的鞋
- 行走前，要系好鞋带

—— 抬头

挺胸、背挺直 ——

正确的行走方法

手肘呈直角的弧度，前后摆动 ——

行走方法
- 一条腿伸直膝盖，用力踩地面
- 另一条腿脚跟自然着地
- 将重心放在踇趾侧
- 膝盖伸直的同时，用力踩地面

步伐尽量大，保持直线行走

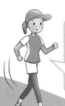

提高走路等有氧运动的效果，有两种方法。

第一种方法是抗阻力运动。抗阻力运动即为重复一些让肌肉产生阻力的运动。简单来说，就是训练肌肉的运动。通过进行一些刺激肌肉的运动，可以达到增强肌肉、提高运动效率的作用，还能提高体力。但是，就像前面介绍的那样，对身体产生过高负担的肌肉训练，可能会让血压短时上升到非常高的数值，对身体不利。因此，建议大家进行可以利用自身体重的深蹲运动。具体方法为：双脚分开，距离约为肩宽；双手抱头，随后慢慢下蹲。这时，要保持自然的呼吸，屈膝时吸气，恢复站立的姿势时呼气，一组深蹲10次，每天进行数组。如果觉得正常深蹲比较吃力，可以扶着桌子进行深蹲。深蹲的优点在于，穿着随意，不用换衣服，在室内也可进行。即便工作比较繁忙，也可以抽空运动。

第二种方法是伸展运动。运动前做热身，让身体处在一种放松的状态。放松肌肉，可以防止受伤，帮助恢复肌肉疲劳，还可以让血流更加通畅。做伸展运动时，不要憋气，并在觉得舒服的地方进行。

接下来介绍忙得没空的人如何在生活中达到运动效果。

让有氧运动效果更好的运动

深蹲

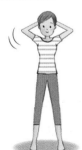

- 双脚分开至肩宽
- 双手抱头

▶ 在深蹲时吸气

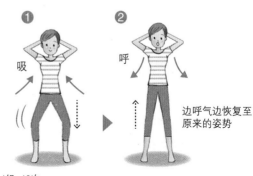

❶ 吸

❷ 呼

边呼气边恢复至原来的姿势

1组=10次

※身体不稳的人深蹲时可以扶着桌子

伸展运动

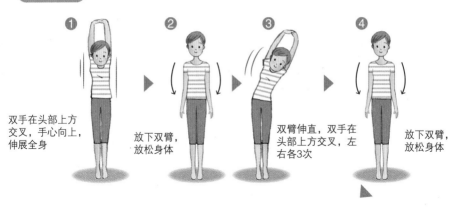

❶ 双手在头部上方交叉，手心向上，伸展全身

❷ 放下双臂，放松身体

❸ 双臂伸直，双手在头部上方交叉，左右各3次

❹ 放下双臂，放松身体

双脚分开至肩宽，上身向前弯曲，这时不要用力

❺ 重复3次

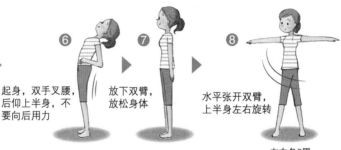

❻ 起身，双手叉腰，后仰上半身，不要向后用力

❼ 放下双臂，放松身体

❽ 水平张开双臂，上半身左右旋转

左右各3圈

105

虽然前面已经介绍过高血压患者在进行运动疗法时可以选择的运动。但事实上，就算不特意运动，生活中的某些活动也可以起到运动的效果。日常活动所产生的运动量可以用代谢当量（MET 值）和运动量*来测试，非常方便。MET 值可以用数字表示运动强度，在安静地坐着的状态下，MET 值为 1，可以计算出其他活动消耗的能源是其多少倍。例如，走路是非常缓慢的运动，MET 值是 4。也就是说，走路时消耗的能量是安静地坐在那里消耗的能量的 4 倍。和消耗的时间一起，就能算出运动量。MET 值 × 时间 = 运动量。例如，如果步行了30min，就是 $4MET \times 0.5 = 2$ 运动量。

日本厚生劳动省健康局发布的《维持身体健康的活动标准 2013》中指出：18~65 岁人群，3MET 的运动每周应该进行 23 运动量；65 岁以上人群，需要进行 10MET 的不限强度运动。

打扫、除草等家务活，职场人士通勤途中的步行，骑自行车，装箱作业，搬运重物，打扫卫生等都可以当作"活动身体"。另外，如果没有时间步行，可以通过多进行其他日常活动，来弥补运动量。如果想改善和高血压密切相关的肥胖，就要了解自己需要增加多少能耗，制订计划，通过生活中的活动来消耗多余的能量。

接下来介绍在日常生活中我们能做些什么。

用语解说　运动量　日本厚生劳动省的《维持身体健康的运动方针》中提到，运动量是身体活动的强度（MET 值）乘以身体活动的时间（小时），所得到的值表示身体活动的量。

代谢当量（MET 值）换算表

（包含计算身体活动量的目标）

MET值	活动内容	1运动量所需的时间
3.0	普通行走（平地67m/min，带小孩去购物）、打扫房间、做木工、包装、从车上卸货	20min
3.5	拖地、使用吸尘器、搬运较轻的物品、下楼梯、做园艺	17min
4.0	快走（平地95~100m/min）；通勤（骑自行车、快走）；骑自行车（速度低于16km/h）；上楼（缓慢）、和孩子玩耍；照顾动物（步行，奔跑：中等程度）；护理老年人和残疾人	15min
4.5	耕作、修剪树枝	13min

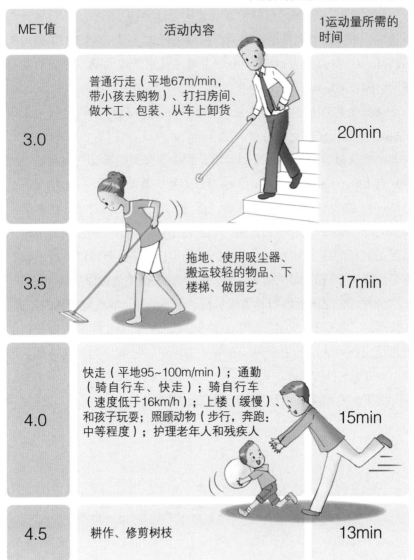

107

通过“增加 10min”来增加运动量

前面已经讲过如何将日常活动转化为运动量。那么，应该做什么活动呢？18~65 岁人群的标准为，每周进行 23 运动量的 3MET 值以上的活动；65 岁以上人群则为 10MET 值的任意强度活动，每天活动身体的时间在 40min 以上。

首先，要在自己日常生活中增加 10min 活动身体的时间。仅仅10min，不会让你感到吃力和占用时间吧。10min 可以走 1000 步左右，前面已经提过，改善高血压的运动，积少成多类的运动比较合适。即便只有 10min，积攒下来的话，也可以消耗大量的能量。一般情况下，持续一年的“增加 10min”活动，体重可以减轻 1.5~2kg。在“增加10min”活动中，最有效的就是，通勤途中，在目的站的前一站下车，然后走到目的地。参考第 103 页介绍的步行方法，就可以进行走路锻炼了。普通步行的 MET 值为 3，快速步行的 MET 值可以达到 4。

另外，去家附近购物时尽量步行，不坐电梯，养成走楼梯的习惯。在公司时，尽量自己去茶水间取咖啡等饮品，去卫生间最好去和自己所在楼层相差 3 层的卫生间。在娱乐的同时，仔细想想如何达到“增加 10min”的目的。

接下来介绍能够控制高血压的生活习惯。

增加 10min，让身体活动起来

想一下怎么在日常生活中抽出10min来活动身体

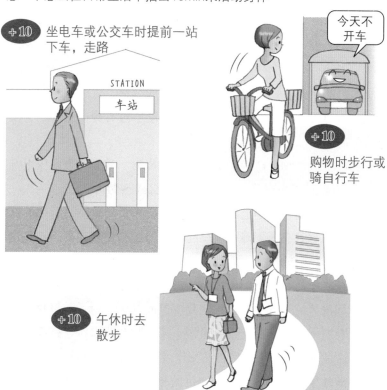

+10 坐电车或公交车时提前一站下车，走路

今天不开车

+10 购物时步行或骑自行车

+10 午休时去散步

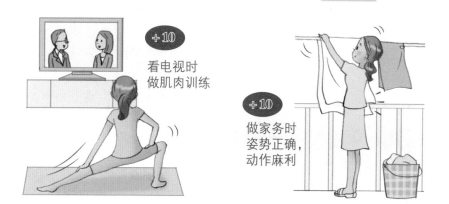

+10 看电视时做肌肉训练

+10 做家务时姿势正确，动作麻利

控制血压上升的生活习惯

　　血压可能会因生活习惯和运动发生小的变化，也有可能发生较大的变化。压力会直接导致血压上升，最好能够过有规律且放松、没有压力的生活。

　　迟到或错过电车会让人产生紧张感和压力，从而导致血压上升。可以通过制定规律、宽松的日程表来避免自己感受到压力。

　　规律的生活会影响早上的血压。早上起床后到身体活跃前的这段时间，夜间睡觉时血压下降，早晨起床后血压会慢慢提高。如果这段时间内存在不得已的压力，血压可能会进一步上升。早上最好能从容地醒来，在放松的状态下，做出门的准备。而且，如果不吃早饭，非常容易打乱身体的节奏，所以一定要好好吃早饭！白天随着身体的活跃，血压会慢慢上升，晚上则会慢慢下降，睡觉时血压是一天中最低的时候，这是血压在一天内的自然变化规律。为了维持这个自然规律，切记不要破坏生物钟。晚上保持充足的睡眠，早上醒来，要沐浴充足的阳光。

过有规律且放松的生活

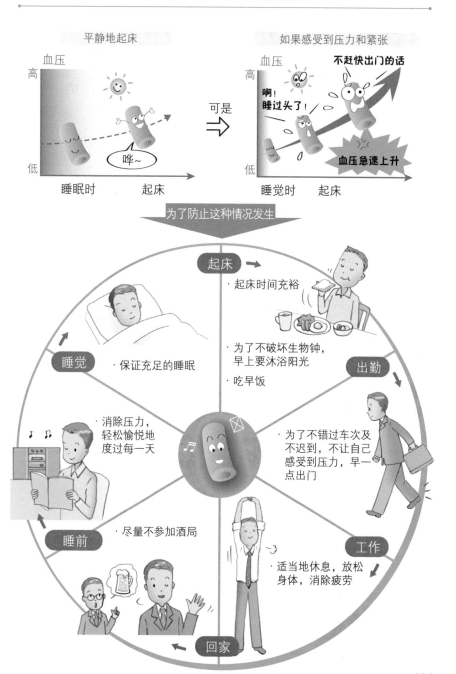

平静地起床

血压
高

哗~

低

睡眠时　　起床

可是 ⇒

如果感受到压力和紧张

血压
高

不赶快出门的话

啊！
睡过头了！

血压急速上升

低

睡觉时　　起床

为了防止这种情况发生

起床 →

· 起床时间充裕

· 为了不破坏生物钟，早上要沐浴阳光

· 吃早饭

出勤

睡觉

· 保证充足的睡眠

· 为了不错过车次及不迟到，不让自己感受到压力，早一点出门

· 消除压力，轻松愉悦地度过每一天

工作

· 适当地休息，放松身体，消除疲劳

睡前

· 尽量不参加酒局

回家

必须戒烟！吸烟会对血压产生很大的影响

吸烟有百害而无一利，当然也会对高血压产生不利的影响。

吸1支烟可以让血压持续上升15min以上。烟草中所含的尼古丁可以刺激交感神经，使血压上升。另外，烟草产生的一氧化碳吸入肺部后，会与血液中的血红蛋白 * 结合，从而导致原本要与血红蛋白结合的氧气的血液浓度降低，因此，心脏要通过输出大量的血液来弥补，最终导致血压上升。而且，吸烟可能会增加患动脉硬化和心肌梗死的风险。

除了高血压之外，吸烟还可能会诱发肺癌、喉癌、胃溃疡等疾病。由此可见，吸烟对健康有害显而易见。更加严重的问题是，吸烟不仅对吸烟者有害。对不吸烟的人来说，二手烟同样危害健康。也就是说，吸烟会危害到家人和朋友。

选择低焦油的烟草及减少吸烟的量并不会减轻吸烟的危害，所以必须戒烟。吸烟会上瘾，只要戒烟，就会感到焦虑、不安。所以，要认清这也是吸烟造成的危害，然后努力戒烟。刷牙、嚼口香糖、口含冰块都可以起到转移注意力的作用。

目前，已经出现了效果不错的辅助戒烟药物，可以去咨询一下医生。

用语解说　血红蛋白　血液的红细胞中所含的具有红色细胞色素的蛋白质。富含的铁容易和氧气结合，有运输氧气和二氧化碳的作用。

吸烟使血压上升的原因

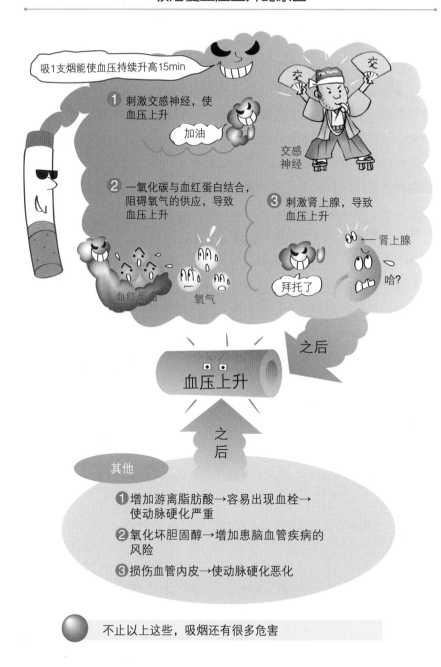

吸1支烟能使血压持续升高15min

1 刺激交感神经，使血压上升

加油

交感神经

2 一氧化碳与血红蛋白结合，阻碍氧气的供应，导致血压上升

3 刺激肾上腺，导致血压上升

肾上腺

哈？

拜托了

血红蛋白

氧气

之后

血压上升

之后

其他

❶增加游离脂肪酸→容易出现血栓→使动脉硬化严重

❷氧化坏胆固醇→增加患脑血管疾病的风险

❸损伤血管内皮→使动脉硬化恶化

不止以上这些，吸烟还有很多危害

注意冬季血压的上升

　　高血压患者生活中需要注意冬季的温度变化。因为温度急剧变化会导致血压上升。冬季室外温度较低，不管怎样都会与室内产生温差。室外温度越低，为了避寒，就越容易把室内温度调高，这样一来，室内外就产生了较大的温差。即便一直待在室内，也会有温差。对于一些家庭来说，没有在卫生间和盥洗室等处安装暖气，这样就会和卧室产生温差。如果没装暖气，从卧室出来一定要做到穿好上衣、穿上拖鞋等。另外，洗衣服和洗脸时，使用冷水非常危险。记得用温水哦！而且，出门时一定要穿好上衣、外套，戴上帽子、围巾，不让皮肤接触到室外的冷空气。起床时，为了不让被子外温度太低，最好打开取暖装置。虽然夏天的温差没冬天那么大，也要引起注意。因为，从炎热的室外进入冷气非常足的室内时，温差也会导致血压上升。将室内温度稍微调高，或者穿一件薄上衣都是不错的应对方法。

　　接下来详细介绍引起隐匿性高血压的重要因素——压力。

警惕剧烈的温差

灵活应对由季节和地点不同引起的温差非常重要

季温差的应对方法

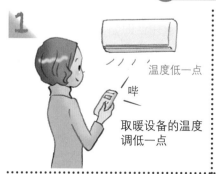

温度低一点

哔

取暖设备的温度调低一点

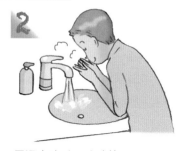

用温水洗手、洗脸等

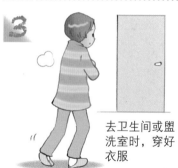

去卫生间或盥洗室时，穿好衣服

出门戴帽子、围巾，不让皮肤接触室外的冷空气（外出时，多穿几件衣服）

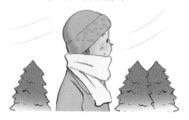

夏季温差的应对方法

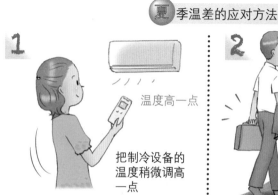

温度高一点

把制冷设备的温度稍微调高一点

冷

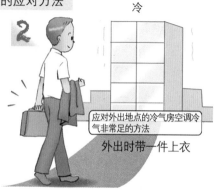

应对外出地点的冷气房空调冷气非常足的方法

外出时带一件上衣

有效控制自己的压力

压力会对血压的上升产生强烈的影响。

第2章已提到，压力会诱发隐匿性高血压，即如果因为工作中的压力而导致血压上升，但去医院检查时血压值却正常。感到压力后，下丘脑*和脑垂体就会分泌激素。这些激素会增加心输出量，收缩血管，最终导致血压上升。改善高血压最重要的就是减轻压力，但是对于现代人来说，这并不是一件容易的事。特别对于工作有压力的人来说，受影响的时间较长，身体的负担较重。

但是，即便遭受同样的压力，有的人会感受到非常强烈的压力，而有的人却基本感觉不到压力。觉得自己容易感受到压力的人，不如试着重新审视自己待人接物的方式和处理工作的方法，保持平和的心态去应对压力。工作中，可以通过有意识的休息、深呼吸、伸展身体等方法来让自己放松。

有数据统计显示，从休息的周末到恢复工作模式的周一时，有很多人会因为脑卒中被送入医院。所以为了不让血压上升，周末要保持充足的休息，而且不要在周一的早上安排重要的工作。

接下来介绍能够缓解压力且不会导致血压上升的方法——泡澡。

用语解说 下丘脑 位于大脑视丘下方的体积较小的器官。无意识地调节体温、内脏运动、血压、血糖值等。它是维持生命不可缺少的自主神经中枢。

如何避免压力导致的血压上升

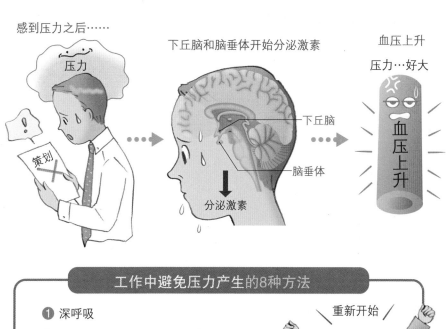

感到压力之后……

压力

策划

下丘脑和脑垂体开始分泌激素

下丘脑

脑垂体

分泌激素

血压上升

压力…好大

血压上升

工作中避免压力产生的8种方法

❶ 深呼吸

❷ 午休时，稍微伸展下身体

❸ 设置简单的工作目标

❹ 不要为了释放压力去赌博

❺ 不要为了释放压力吸烟

❻ 不要为了释放压力吃含盐量较高的食物

❼ 不要操心别人的工作

❽ 事情没有像预想的那样进行的时候，停下来歇一歇

※自己也要想一下释放工作压力的方法，并且写在备忘本上

重新开始

释放压力 × 休息一下

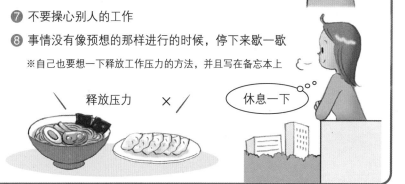

高血压患者的泡澡方法

泡澡有很强的放松效果，可以促进血液循环，对于有些人来说不可缺少，但是高血压患者必须注意以下几点。

有很多由泡澡引起的脑卒中和心肌梗死的案例。但是，这并不是说泡澡对身体不好，以上的危险案例，几乎都是由错误的泡澡方法引起的。

首先，不要在饭后泡澡。吃饭以后，为了消化食物，脑和心脏的血流减少，血液循环集中在消化器官。这时如果去泡澡，血压降得太低，会引起目眩等症状，容易摔倒。

其次，不要让换衣间和浴室过于寒冷，特别是冬天。不少人家里起居室和浴室有很大的温差。可以在浴室安装取暖设备，如果没有取暖设备，可以取下浴缸的盖子，让热气来提高浴室的温度。

再次，非常重要的一点就是，不要用太热的水。很多人喜欢用很热的水泡澡，但是热水刺激性比较强，会导致血压急速上升。

另外，对于喜欢把肩膀也泡进去的人来说，容易受水压的影响，也会导致血压上升。上升的血压，会因为泡澡时，血管产生的扩张而下降，在这个过程中，血压会发生非常大的变化，特别危险。每次泡澡时，血压都会产生变化，所以，泡澡会对身体造成非常大的负担。

为了降低血压的变化，泡澡时最好使用38~40℃的温水，而且只把胸部以下泡在水里即可。

能让身心放松的最佳泡澡方式

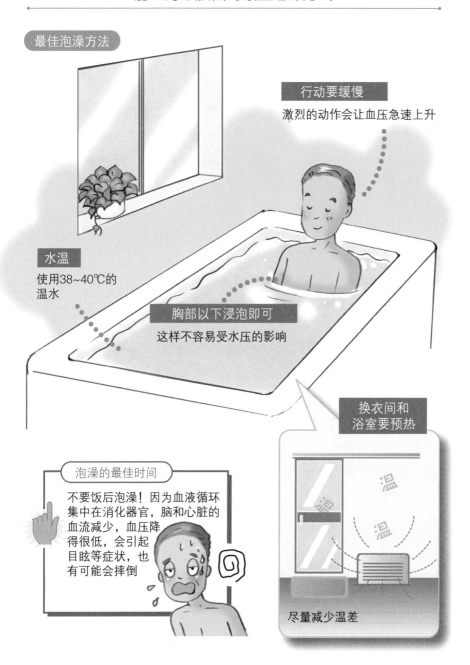

最佳泡澡方法

行动要缓慢

激烈的动作会让血压急速上升

水温

使用38~40℃的温水

胸部以下浸泡即可

这样不容易受水压的影响

换衣间和浴室要预热

泡澡的最佳时间

不要饭后泡澡！因为血液循环集中在消化器官，脑和心脏的血流减少，血压降得很低，会引起目眩等症状，也有可能会摔倒

尽量减少温差

日常生活中其他的注意事项

日常生活中，高血压患者还有一些需要注意的地方。

首先，起床时要注意。睡觉时，躺在床上，血压非常稳定，如果醒来后突然起身，就会让血压一下子升高，特别是冬天的早上，被子里的温度和室温相差较大，对血压的刺激非常强烈。醒来后，要先在被子里舒展一下身体，然后慢慢地起身。

其次，排便时也要多注意。排便时会用力，让身体进入缺氧的状态，特别是蹲式厕所，蹲的姿势对血压的负担更重，从而诱发脑卒中等疾病。而且半夜和早晨上厕所会增加风险。所以不要强迫自己上厕所，而应该顺其自然。有便秘感觉的人，如果无法排便，就要养成每天早上在特定的时间坐在马桶上的习惯，身体就会形成记忆，按照这个规律自动调节。

最后，很多人会对性生活感到不安，犹豫不决。确实，有研究指出，在进行性行为时，健康的成年男性血压也会升高，所以必须要引起注意。但是，由于性行为上升的血压和其他日常活动相比，并不是那么高，所以不需要过分担心。在伴侣的配合下，可以一起享受安稳的性生活。这里需要注意的是，和伴侣以外的人发生性关系等会导致极端兴奋状态。事实上，由高血压诱发的猝死大多发生在和伴侣以外的人发生性行为的过程中。

日常生活中其他需要注意的地方

应该注意的高血压的对策主要为以下三种

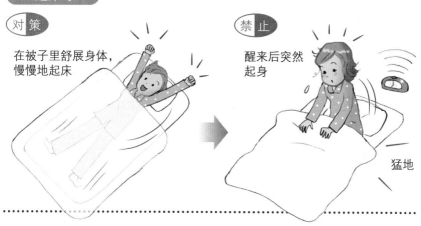

对 策

在被子里舒展身体，慢慢地起床

禁 止

醒来后突然起身

猛地

排便时

对 策

养成每天早上定时坐在马桶上的习惯，注意自然排便

禁 止

勉强自己排便

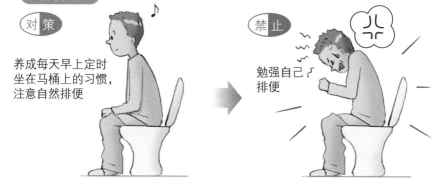

性生活

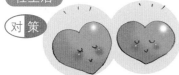

对 策

享受安稳的性行为

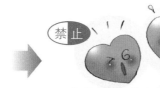

禁 止

和伴侣以外的人发生兴奋度较高的性行为

使用血压记录本

向高血压患者及血压较高的人推荐血压记录本。前面已介绍，在高血压的治疗过程中，在家里测得的血压值非常重要。

可以在血压记录本上记录每日在家测得的血压值，并以这些血压值为基础，制作血压图。可以记录的阶段有多种，一个月、三个月及半年等。

血压记录本的使用方法简单。每天测量血压之后，将测得的血压值记录下来，并写入图表。血压记录本有记录栏，可以将饮酒或工作压力较大的情况记录下来。不仅仅是负面的情绪，兴奋的事情、愉悦沉迷的玩乐等也可能会对血压产生影响，所以也要记录下来。另外，如果忘记吃药，一定要记录。看病时，带上血压记录本。医生可以了解此人血压容易上升的状况，以及判断药物的效果和不良反应。

可以从医院和药房等地获得血压记录本，或者在网上下载PDF格式的记录本。有的血压计可以自动生成图表，将血压的数据传至计算机或手机，同时管理身体状况等记录状况，生成简单的血压记录本。另外，还有在计算机和手机上使用软件和APP。平常测完血压之后，手动输入数值即可。

根据自己的生活方式，选择方便的种类吧！最重要的就是，选择容易长期使用的类型。

第 5 章

降压药治疗

如果改善日常生活方式、饮食疗法、运动疗法依旧无法控制血压，高血压还在进一步发展，就需要进行药物治疗。本章主要介绍高血压患者可以进行的药物治疗方法。

什么是降压药

前面4章，我们已经为高血压患者介绍了各种各样的改善方法，但是如果这些方法依旧不能使血压下降，就需要服用降压药。每个人选择使用降压药的时机不同。在治疗高血压的过程中，应该将重点放在防治脑出血、脑梗死、心肌梗死等疾病上。因为高血压引起的这些疾病可能会危及生命，所以患这些疾病的风险高或不高，决定了是否要服用降压药。

有严重的高血压，或者有中度高血压且同时具备1~2个血脂异常、肥胖、吸烟等危险因素的患者，或是患有轻度高血压但同时患有糖尿病的患者风险较高，需要服用降压药（参见第55页）。

有中度高血压但无其他危险因素，或者患有轻度高血压但具备1~2个危险因素的患者，有中等程度的风险，如果改善1个月的生活之后，没有效果，就需要服用降压药。

有轻度高血压，但是无其他危险因素，无脏器损害、心血管疾病的患者，风险较低，最好先改善自己的生活习惯，如果3个月后血压依旧没有得到控制，再开始服用降压药。

很多患者会因为治疗高血压的药物有依赖性、不良反应多的原因放弃药物治疗。然而，如果不接受适当的治疗，导致高血压恶化，就需要服用药效更强的药物。尽早开始接受治疗，需要服用的药物较少，产生的经济负担也较轻。应该和医生商量后，按照医嘱开始治疗。

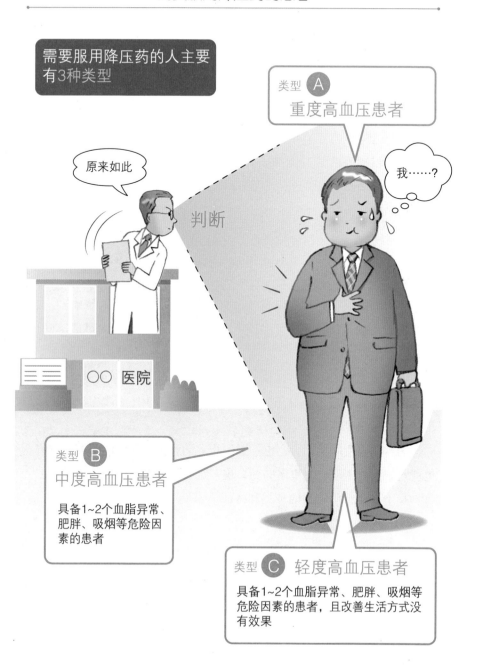

需要服用降压药的人主要有3种类型

原来如此

判断

○○ 医院

类型 A
重度高血压患者

我……?

类型 B
中度高血压患者

具备1~2个血脂异常、肥胖、吸烟等危险因素的患者

类型 C 轻度高血压患者

具备1~2个血脂异常、肥胖、吸烟等危险因素的患者，且改善生活方式没有效果

根据病情和降压目标选择降压药

要根据高血压的程度和是否患有其他疾病来选择降压药。服用降压药的目标为，血压低于 140/90mmHg。但是，在糖尿病及慢性肾脏疾病患者中，对于有蛋白尿*这样的心血管疾病的风险较高的人来说，降压目标为低于 130/80mmHg。另外，对于超过 75 岁的老年人来说，首先将降压目标定为 150/90mmHg，达到后，再将目标定为低于 140/90mmHg 比较好。

降压药每天服用一次即可，选择低用量成分的药物。治疗开始时的血压如果和治疗目标相差 20/10mmHg 以上的话，可能会同时服用多种药物。

患有糖尿病、肾脏疾病等其他并发症时，有些药物会影响到治疗这些疾病药物的药效，所以即便血压相同，服用的药物也可能不同。另外，如果药物服用几天之后没有效果，就要选择其他的药物。

需要注意的一点是，即便通过服用药物使血压恢复正常，也不代表高血压得到了根治。血压降低是药物发挥了作用，所以需要继续服用及去医院接受治疗。

另外，服用降压药后，也不要停止运动和饮食等生活习惯的改善。也就是说，为了避免吃更多的药，也一定要注意养成正确的生活习惯。

接下来介绍降压药的种类和特征。

用语解说　蛋白尿　尿液中蛋白质含量高于正常值。正常情况下，尿液形成时，经过肾小球过滤形成的原尿中几乎没有蛋白质，因此尿液中几乎不会出现蛋白质。

这样选择药物

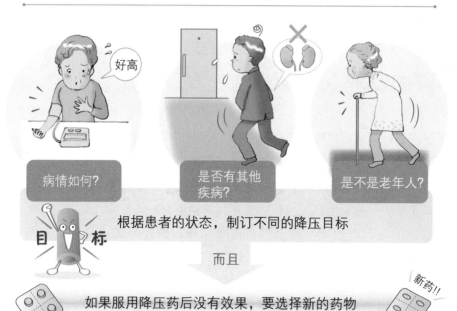

好高

是否有其他
疾病?

是不是老年人?

病情如何?

目 标 根据患者的状态,制订不同的降压目标

而且

如果服用降压药后没有效果,要选择新的药物

新药!!

注 血压变得正常不代表高血压被治愈

血压降下来了……不吃药
行吗?

不行!因为
吃药血压才
降下来的!

开始吃药了,不运动了吧

不可以!
必须注意饮食
和运动!

药

127

降压药可根据作用分类

降压药大致分为两类

治疗高血压的降压药有很多种，根据作用可以分为两类。

第一类是通过扩张末梢血管来降低血压的药物。第1章详细介绍过，造成血压升高的原因之一就是，血管变硬，血液流通困难，血管阻力变大。第一类药物可以通过扩张末梢血管，降低血管阻力，从而降低血压。有以下几种：钙通道阻滞药、血管紧张素受体阻断药（ARB）*、血管紧张素转换酶抑制药（ACEI）、α 受体阻断药。

第二类是通过减少心输出量来防止血压上升的药物。有利尿药和 β 受体阻断药。利尿药可以通过促进体内钠的排出来减少血容量（心输出量）。β 受体阻断药可以阻断心脏 $β_1$ 受体，使心率减慢，心肌收缩力减弱，心输出量减少。

医生会根据患者的情况选择一种或多种药物。购买降压药时，必须有医生的诊断和开具的处方。

另外，错误的服药方法会导致血压极度下降，发生失去意识等危险，而且降压药必须长期服用，否则会出现不良反应。所以必须按时去医院检查，谨遵医嘱。

接下来介绍具体的降压药的药理作用和不良反应。

 血管紧张素受体阻断药（ARB）　选择性阻断血管紧张素受体1，阻断了血管紧张素Ⅱ收缩血管、升高血压的作用。

降压药如何降低血压

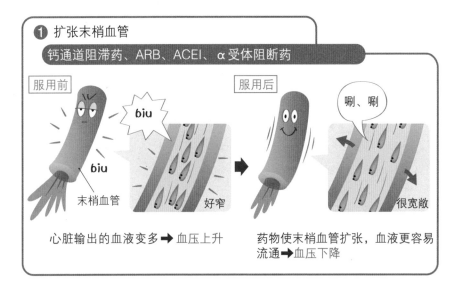

① 扩张末梢血管

钙通道阻滞药、ARB、ACEI、α受体阻断药

服用前

biu

biu

末梢血管

好窄

心脏输出的血液变多 ➡ 血压上升

服用后

唰、唰

很宽敞

药物使末梢血管扩张，血液更容易流通➡血压下降

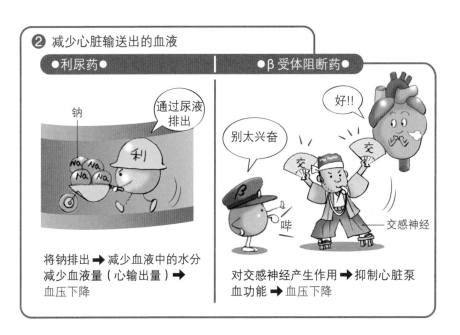

② 减少心脏输送出的血液

●利尿药●

钠

通过尿液排出

利

Na Na Na Na

将钠排出 ➡ 减少血液中的水分
减少血液量（心输出量）➡
血压下降

●β受体阻断药●

好!!

别太兴奋

β

交

交

哔

交感神经

对交感神经产生作用 ➡ 抑制心脏泵
血功能 ➡ 血压下降

扩张血管的钙通道阻滞药

钙通道阻滞药有扩张血管的作用，所以一般会在治疗初期使用。

钙离子进入细胞内之后，促使血管的平滑肌收缩，血液流通不畅，导致血压上升。钙通道阻滞药可以通过防止钙离子进入细胞内，对高血压起到改善的作用。此类药物原本用于治疗心绞痛，所以服用后，不仅会作用于末梢血管，也会扩张心脏的血管。

根据结构和作用，钙通道阻滞药可以分为二氢吡啶类和地尔硫䓬类等。

二氢吡啶类有强烈的血管扩张作用，是所有降压药中降压效果最好的药物。扩张动脉的作用可以保证内脏器官供血充足，所以脑、心脏、肾脏有疾患的人，以及老年人会经常服用这类药物。但是，由于二氢吡啶类作用太强，会出现头痛、心悸、脉快、下肢水肿、面部发红、牙龈肿痛等不良反应。此外，由于其不对静脉产生作用，所以不会出现猛地站起来眼前发黑的症状。

地尔硫䓬类药物会对心脏产生强烈的作用，从而抑制脉搏的跳动。此类药物降压作用比较平和。服用此类药物会产生头痛、下肢水肿、心率减慢、房室传导阻滞*等不良反应。

不论服用哪种类型的钙通道阻滞药，都不可以饮用西柚汁或吃生的西柚。因为西柚中所含的呋喃香豆素等会让药效持续，导致血压过低，引起头痛和目眩等症状。果汁也是一样，一定要注意！

用语解说 **房室传导阻滞** 发生在心房和心室之间的电激动传导异常，或者无法进行传导的疾病。也会引起心律失常、目眩、意识丧失、气喘等症状。

抑制钙离子侵入的钙通道阻滞药

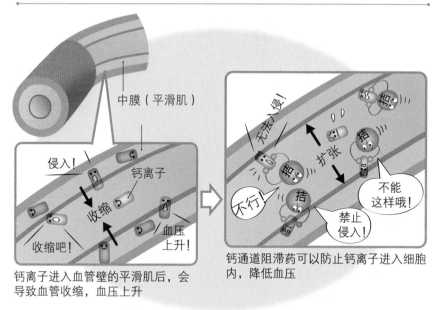

钙离子进入血管壁的平滑肌后，会导致血管收缩，血压上升

钙通道阻滞药可以防止钙离子进入细胞内，降低血压

二氢吡啶类

• 扩张血管
• 降压效果强
• 有头痛、心悸、心率过快、下肢水肿、脸色发红、牙龈肿胀等不良反应

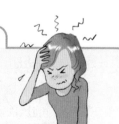

药物：硝苯地平、尼卡地平、尼群地平、氨氯地平、尼莫地平、尼伐地平等

地尔硫䓬类

• 对心脏产生作用，抑制心率
• 降压作用比较平缓
• 有头痛、下肢水肿、心率减慢、房室传导阻滞等不良反应

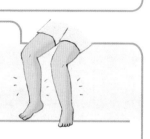

药物：地尔硫䓬等　禁忌：心率过慢（非二氢吡啶类）
慎用人群：心功能不全患者

抑制血管收缩的血管紧张素受体阻断药

在高血压治疗中，使用频率仅次于钙通道阻滞药的是血管紧张素受体阻断药（ARB）。ARB通过阻碍调整血压的肾素的作用来降低血压。下面我们来看一下它发挥作用的过程。

肾脏分泌的肾素（血管紧张素原酶）会将血液中的血管紧张素原转化为血管紧张素Ⅰ。血管紧张素转换酶会将血管紧张素Ⅰ转化为血管紧张素Ⅱ*，这会使动脉强烈收缩，导致血压上升。另外，血管紧张素Ⅱ能够作用于肾上腺，促使其分泌醛固酮。醛固酮会作用于肾脏，促进钠离子的重吸收，从而使血容量增加，最终导致血压上升。

ARB通过阻断血管紧张素Ⅱ的作用，来防止血压上升。ARB的特征是作用比较温和。与钙通道阻滞药相比，ARB药效出现较慢，但是降压效果不低，而且不良反应相对较少，有心悸和目眩等。ARB对肾脏的负担也比较轻，所以患有慢性肾病的人经常使用。

另外，如果服用了血管紧张素转换酶抑制药（ACEI）而出现干咳的不良反应，就要换用ARB。ARB还有一个优点就是抑制动脉硬化，降低患糖尿病的风险。

ARB不仅可以单独使用，还可以和钙通道阻滞药及利尿药一起使用。

接下来介绍血管紧张素转换酶抑制药（ACEI）。

血管紧张素Ⅱ　肾脏分泌的肾素（血管紧张素原酶），可使血浆中的血管紧张素原转化为血管紧张素Ⅰ，之后在血管紧张素转换酶（ACE）的作用下血管紧张素Ⅰ会转化为血管紧张素Ⅱ。

通过抑制激素作用使血压降低的血管紧张素受体阻断药

血管紧张素受体阻断药（ARB）可以阻断激素发挥作用，
降低血压。原理是……

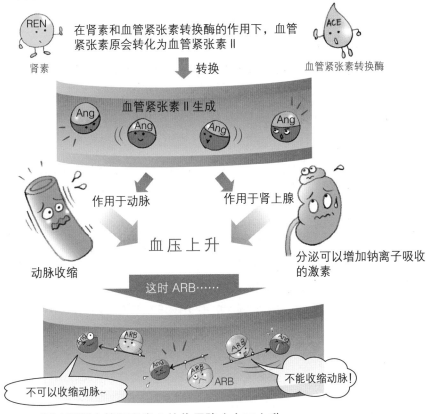

REN
肾素

在肾素和血管紧张素转换酶的作用下，血管
紧张素原会转化为血管紧张素Ⅱ

ACE
血管紧张素转换酶

转换

血管紧张素Ⅱ生成
Ang

作用于动脉

作用于肾上腺

血压上升

动脉收缩

分泌可以增加钠离子吸收
的激素

这时 ARB……

不可以收缩动脉~

不能收缩动脉！

ARB

ARB通过阻断血管紧张素Ⅱ的作用防止血压上升

通过抑制激素作用来降低血压的ARB

• 作用于肾素-血管紧张素系统
• 见效慢　• 不良反应少，有心悸、目眩等

药物：氯沙坦、缬沙坦、替米沙坦、奥美沙坦、伊贝沙坦、厄贝沙坦、阿齐沙坦酯衍
生物等　禁忌：妊娠、高钾血症
慎用人群：肾动脉狭窄症患者

※打算妊娠、妊娠中、哺乳中的女性，由重度肾病引起的血液
钾离子浓度较高的人群，不适合使用此类药物

抑制血压上升的血管紧张素转换酶抑制药

通过对肾素–血管紧张素系统产生作用，来降低血压的另外一类药物，就是血管紧张素转换酶抑制药（ACEI）。

前面已介绍，肾素–血管紧张素系统可以调整血容量，从而导致血压上升。ACEI通过对肾素–血管紧张素系统中的血管紧张素转换酶发挥作用，来阻止血管紧张素Ⅰ向血管紧张素Ⅱ转换。之后，肾素–血管紧张素系统的一系列作用就会被阻止，血压也就不会上升了。

另外，血管紧张素转换酶会破坏可以扩张血管的物质缓激肽，ACEI可以通过阻断血管紧张素转换酶发挥作用，来保护缓激肽 *（bradykinin，BK）。之后，血管扩张，血液流畅，使得血压降低。ACEI还可以对脑、心脏、肾脏等器官起到保护作用。

虽然ACEI过去经常被使用，但是由于其会产生干咳等不良反应，出现了很多代替药物。由于ACEI增强的缓激肽会刺激延髓咳嗽中枢。在服用此类药物的患者中，出现干咳不良反应的人占20%~30%。另外，ACEI还有高钾血症、神经性水肿、皮疹、瘙痒、味觉障碍等不良反应。

打算妊娠、妊娠中、哺乳中的女性，以及由肾病引发了高钾血症的患者，不可以服用此药物。

接下来介绍高血压治疗过程中使用到的其他降压药。

 用语解说 缓激肽　血液凝固时或有炎症时产生的物质。具有较强的扩张血管的作用，可以降低血压。

血管紧张素转换酶抑制药（ACEI）的三个作用

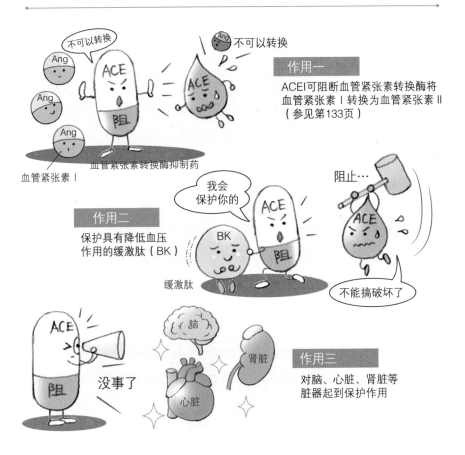

作用一

ACEI可阻断血管紧张素转换酶将血管紧张素Ⅰ转换为血管紧张素Ⅱ（参见第133页）

作用二

保护具有降低血压作用的缓激肽（BK）

作用三

对脑、心脏、肾脏等脏器起到保护作用

有降压效果和保护内脏器官作用的血管紧张素转换酶抑制药

- 对肾素–血管紧张素系统发挥作用
- 见效比较慢，保护内脏器官
- 容易出现干咳等不良反应
- 还会出现高钾血症、神经性水肿、皮疹、瘙痒、味觉障碍等不良反应

药物：卡托普利、依那普利、培哚普利、赖诺普利、阿拉普利、地拉普利、苯扎普利、西拉普利、咪达普利、替莫普利、喹那普利、群多普利等　禁忌：妊娠、血管神经性水肿、高钾血症及使用特殊的薄膜进行血液透析者

慎用人群：肾动脉狭窄症患者

※打算妊娠、妊娠中、哺乳中的女性，以及由重度肾病引起的血钾浓度较高的人群，不适合使用此类药物

其他降压药

降压药除了前面没有介绍过的以外，还有利尿药、β 受体阻断药、α 受体阻断药等。

过去在治疗高血压时，经常会使用利尿药，其价格便宜且效果值得信赖。另外，经常会给老年人和容易因为盐分而导致血压上升的人群开具此类药物。利尿药作用于肾脏，可以促进体内钠离子的排出，但是随着钠离子的排出，水分也会排出体外。因此，血液中多余的水分减少，降低血容量，从而降低血压。利尿药分为以下几种：作用于肾脏的远曲小管，抑制钠离子重吸收的噻嗪类利尿药；作用于髓袢，抑制钠离子重吸收的髓袢利尿药（又称亨氏环利尿药）；作用于集合管的保钾利尿药。利尿药的不良反应有低钾血症、低镁血症、尿酸值上升、糖尿病、痛风等代谢类疾病。

β 受体阻断药和 α 受体阻断药可以作用于交感神经，使末梢血管收缩及影响心脏跳动，从而降低血压。在运动或感到紧张时，交感神经处于兴奋状态，会分泌儿茶酚胺[*]。其和 β 受体结合后，增加心脏的跳动次数，使得心输出量增加，血压上升。β 受体阻断药通过阻断儿茶酚胺和 β 受体的结合，起到降低血压的作用；还可以改善心肌梗死和心律不齐等高血压并发症。儿茶酚胺和血管平滑肌内的 α 受体结合后，会导致血管收缩，血压上升。α 受体阻断药可以阻断这个过程，降低血压，经常被用于抑制早期高血压。

还有同时具有 β 受体阻断和 α 受体阻断作用的 α、β 受体阻断药。此类药物作用于交感神经，但是由于不良反应较多，所以服用时一定要注意。

 儿茶酚胺　肾上腺分泌的激素，神经传导物质的一种。有使精神兴奋的作用，如果体内含量较多的话，会使高血压恶化。

其他的降压药

▼排出水分，减少血液量

利尿药

- 通过利尿的作用降低血压
- 价格便宜，效果好
- 有低钾血症、低镁血症、升高尿酸值、糖尿病、痛风等不良反应

药物：三氯噻嗪、双氢克尿噻、美夫西特、Normonal、Arresten等
禁忌：低钾血症（噻嗪类利尿药）
慎用人群：痛风、妊娠、乳糖不耐受患者（噻嗪类利尿药）

▼作用于交感神经

β受体阻断药

- 抑制心脏的跳动
- 有提高尿酸值、糖尿病、目眩、猛地站起来眼前发黑等不良反应

药物：阿替洛尔、富马酸比索洛尔片、比索洛尔贴剂、醋丁洛尔、塞利洛尔、普萘洛尔、尼普地洛、盐酸替利洛尔、吲哚洛尔等
禁忌：气喘、心率过低患者
慎用人群：乳糖不耐受、阻塞性肺炎、末梢动脉疾病患者

α受体阻断药

- 抑制末梢血管收缩
- 有使支气管气喘恶化、头痛、目眩、心悸等不良反应

药物：多沙唑嗪、布那唑嗪、特拉唑嗪、Vasomet、哌唑嗪、乌拉地尔等

- 还有具备α受体阻断和β受体阻断作用的α、β受体阻断药

药物的合用

在高血压的治疗过程中，医生会根据患者的情况，在钙通道阻滞药、血管紧张素受体阻断药（ARB）、血管紧张素转换酶抑制药（ACEI）等药物中选择一种适合的药物，少量服用。但是如果在服用过程中出现了不良反应或没有药效，就需要换用其他的降压药。如果降压效果不是很好，还需要加大药量或者与其他药物一起服用。

在治疗高血压的过程中，常需要同时服用 2~3 种药物。药物合用有以下几个优点。

首先，比起增加药量，同时服用少量不同类别的降压药，药物间的相互作用会增加降压效果。第 2 章已介绍过，导致血压上升的原因有很多，与心脏、肾脏、血管、血容量等有着密不可分的关系。一种药物可能只作用于一个病因，因此会出现无法降低血压的情况。所以，如果同时服用 2 种以上的药物，可以作用于多个病因，容易产生降压效果。

药物之间的相互作用还能消除不良反应。除了 ARB 和 ACEI 以外，其他的药物如果增加服用量，容易产生不良反应，同时服用多种药物可以避免这种情况的出现。ACEI 和钙通道阻滞药，ACEI 和利尿药，ARB 和利尿药等经常组合使用。

近些年，经常使用预先调配好的将几种药物组合起来的调配药，服药非常方便，比单独购买的价格更低。

同时服用几种降压药，优点较多

在高血压的治疗过程中，经常同时服用几种不同的药物

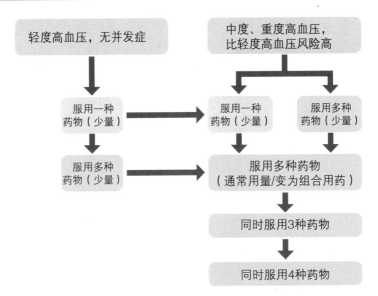

降压药的使用方法

轻度高血压，无并发症 → 服用一种药物（少量） → 服用多种药物（少量）

中度、重度高血压，比轻度高血压风险高 → 服用一种药物（少量）／服用多种药物（少量） → 服用多种药物（通常用量/变为组合用药） → 同时服用3种药物 → 同时服用4种药物

同时服用不同药物的好处

- 即便量少也很容易产生药效
- 组合用药可以减轻药物的不良反应
- 增加服用量容易产生不良反应，组合用药时每种药物用量较少，不容易产生不良反应
- 如果血压高于160/100mmHg，从治疗开始就可以组合用药

※也有不能并用的药物

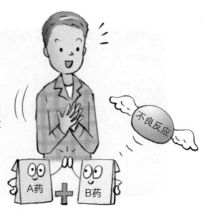

参考日本高血压学会的高血压治疗指南2014

139

服用降压药时需要注意的事情

血压没有降低，出现反弹和不良反应时

在高血压的治疗过程中，接受诊疗后不能立即停药。每隔 2~4 周去医院接受检查，根据检查结果增加或减少药物，同时继续治疗。即便这样，也会有血压无法下降的情况。

血压无法下降的原因可能有：没有改变盐分摄入过多的生活习惯，肾功能减退，正在服用的降压药不适合自己，服用的其他药物影响了降压药的药效，内脏器官有其他疾病等，由此引发的继发性高血压，或者患有睡眠呼吸暂停综合征[*]等。此时，千万不可自行判断服用的药物没有作用，而停止服药。

停止服用降压药后，药效降低，血压上升。而且，可能并不是简单地上升到原来的数值，而是会急速上升，出现反弹。血压反弹有诱发脑卒中和心肌梗死等重度疾病的危险。

服药可能会产生不良反应。很多药物的不良反应可以通过减少药量和更换药物种类消除，但是如果突然停止服用治疗高血压的药物，会非常危险。请不要自作主张。

为了预防这些危险的发生，一定要每天在家里认真测量血压，将服用的药物和细微的身体变化记录下来。之后，去医院的时候，带着这些记录。

用语解说　睡眠呼吸暂停综合征　睡眠时伴有呼吸暂停的疾病。其英文是 sleep apnea syndrome，缩写为 SAS。由于氧气供给不足，成为诱发高血压的重要原因。

服用降压药如果血压不下降怎么办

检查及服用降压药后，仍有可能会出现血压不下降的情况

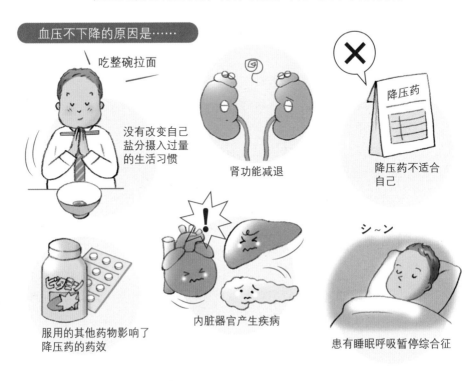

血压不下降的原因是……

吃整碗拉面

没有改变自己盐分摄入过量的生活习惯

肾功能减退

降压药不适合自己

服用的其他药物影响了降压药的药效

内脏器官产生疾病

患有睡眠呼吸暂停综合征

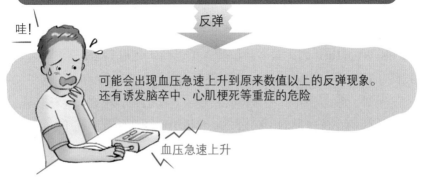

这时不能自行判断服用的药物无效，然后停止服药

反弹

哇!

可能会出现血压急速上升到原来数值以上的反弹现象。还有诱发脑卒中、心肌梗死等重症的危险

血压急速上升

老年人的降压药治疗

降压目标和药物的选择

随着年龄变大，血压也会有上升的趋势，不少老年人患有高血压。日本厚生劳动省的循环器官疾病基础调查显示，每3名老年人中就有2名高血压患者。

很多老年人随着年龄的增长动脉硬化不断恶化，抑或是没有明显的病症，内脏器官却患有疾病，必须引起注意。

对于老年高血压患者来说，应该在改善生活习惯的基础上，进行必要的药物治疗。在通常情况下，如果血压高于160/90mmHg，就要开始服用降压药，但是医生会根据患者的体力和状态来判断是否开始用药。原则上，不会给老年人使用 α 受体阻断药。一般来说，会在服用钙通道阻滞药、血管紧张素受体阻断药（ARB）、血管紧张素转换酶抑制药（ACEI）时，辅助使用利尿药。

治疗之初，通常会服用药量的一半，随后一边观察情况，一边增加药量。这是因为很多老年人内脏器官患有疾病，或者自主神经调节能力较弱，如果血压急剧变化，会引发很多危险。开始服药之后，一定要注意观察患者是否出现目眩、猛地站起来眼前发黑或摔倒等状况。

至于降压目标，较年轻的老年人与年轻及中年患者的目标相同，为140/90mmHg。因为很多年龄较大的老年人内脏器官患有疾病，所以降压目标为150/90mmHg，而最终努力的目标为140/90mmHg。

另外，很多中年高血压患者在步入老年后，会很容易患认知症。高血压的治疗可以抑制由阿尔茨海默病引发的认知能力低下，所以即便患了认知症也要治疗高血压。

老年人降压治疗的重点

理解老年人的特征

- 血压调节功能降低
- 很多人患有内脏器官疾病及动脉硬化
- 跌倒和骨折可能会导致卧床
- 容易脱水

老年人进行降压治疗时应注意

- 慢慢地降血压（从吃一半的药量开始，慢慢增加药量）
- 注意目眩、猛地站起来眼前发黑、跌倒等情况的发生
- 为了不忘记吃药，每天都要记录（家人和朋友一起来帮助他们）
- 通过运动、饮食疗法等改善生活也很重要

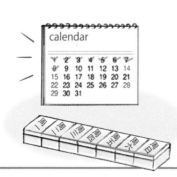

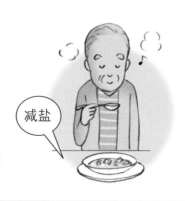

减盐

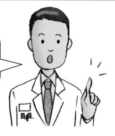

药物的增减应该由医生来判断，以及开具处方，千万不能自作主张

有并发症时的降压药治疗

如果高血压患者还患有其他并发症，诱发脑卒中和心肌梗死的风险就会变高，非常危险。这时，可以根据不同的病症选择不同的治疗方法。

如果同时患有糖尿病，则应该将降压目标降至 130/80mmHg。此时降压目标比平时低是因为，不论是高血压还是糖尿病都会使动脉硬化进一步恶化，两症并发的话，诱发脑卒中和心肌梗死等危及生命的疾病的风险较高。

当然，即便要改变生活习惯，血压高于 140/90mmHg 时，就要开始服用降压药。能够使用的药物有血管紧张素受体阻断药（ARB）和血管紧张素转换酶抑制药（ACEI）。也可以选择服用钙通道阻滞药和利尿药。

代谢综合征、肥胖、血脂异常也会增加患动脉硬化的风险，所以一定注意不要过量摄取脂肪和酒精等，改变可能会诱发肥胖的生活习惯。ARB、ACEI 对脂肪的代谢也有效果。服用 α 受体阻断药等可能会影响糖和脂肪的代谢，所以尽量避免服用。

前面已介绍了高血压和肾脏的关系，高血压会对肾脏产生不好的影响，而肾脏疾病会导致高血压恶化，两者间存在恶性循环。所以，如果患有肾脏疾病，降压的目标要和同时患糖尿病的高血压患者相同，为 130/80mmHg。同时也要改变生活习惯，减少盐分的摄入，戒烟，限制蛋白质的摄取等。如果血压高于 130/80mmHg，可以开始服用降压药。一般来说，会以 ARB、ACEI 为主，同时服用多种其他药物。

高血压合并糖尿病的治疗方法

治疗开始血压高于130/80mmHg

改变生活习惯，控制血糖的同时，开始服用降压药
（1）血压为140/90mmHg：开始服用降压药
（2）血压为130~139/80~89mmHg：如果改变生活习惯可以降低血压，
先进行3个月的生活习惯的改善，如果血压还在130/80mmHg以上，
临床上诊断为高血压，并开始服用降压药

首先选择服用：ARB、ACEI

效果不好

增加服用量 ←→ 同时服用钙通道阻滞药和利尿药

效果不好

3种药物一起服用：ARB或ACEI、钙通道阻滞药、利尿药

降压目标为 130/80mmHg

另外，如果患有支气管哮喘、慢性阻塞性肺疾病和肝脏疾病等，服用降压药时需要特别注意

以下疾病要注意的降压药

	钙通道阻滞药	ARB/ACEI	噻嗪类利尿药	β受体阻断药
左心室肥厚	●	●		
心功能不全		●*1	●	●*1
心率过快	●非二氢吡啶类			●
心绞痛	●			●*2
心肌梗死		●		●
慢性肾脏病 蛋白尿−	●	●	●	
慢性肾脏病 蛋白尿+		●		
慢性脑血管疾病	●	●	●	
糖尿病/代谢综合征		●		
骨质疏松			●	
异物性肺炎		● ACEI		

*1 先服用少量的药物，以后边观察状况边增加药量；　*2 注意血管痉挛性心绞痛

参考日本高血压学会. 高血压治疗指南2014

145

改善高血压，过舒适的生活

高血压的治疗不会结束。虽然很多人会因为"一辈子没法恢复原样"而沮丧，但事实并非如此。如果能很好地控制高血压，那么即便患病，也没关系。高血压是一种生活方式疾病，是因为高血压会受到生活方式的强烈影响。适当地改善生活方式，进行适量运动，如果有效的话，就不需要服用药物。为了治疗高血压而改变的生活方式，也可以预防其他的生活方式疾病。而且，控制高血压可以降低患其他疾病的风险。

另外，虽然很多人认为要一生服用降压药，但是如果具备以下条件：改变生活方式，只服用一种药物，血压在 120/80mmHg 以下，无其他内脏器官疾病，就可以在医生的指导下停药。坚持减少盐分的摄取和养成运动的习惯，有利于停药。

只不过，即便血压下降，也有可能再次上升。因为服用降压药，血压得到控制的人，也可能会因为环境的变化和年龄的增加，血压再次上升。

不要忘记坚持记录在家测量血压的情况。虽然病情反复，但是高血压会伴随一生，不要过于勉强自己，不要过于恐惧，且不要放弃治疗，耐心战斗下去吧！

有小病反而也能长寿！

参考文献

［1］富野康日己. スーパー図解 高血圧・動脈硬化. 法研，2007，7.

［2］日本高血圧学会高血圧治療ガイドライン委員会. 高血圧治療ガイドライン2014. 日本高血圧学会，2014.

［3］日本高血圧学会高血圧治療ガイドライン委員会，認定NPO法人日本高血圧協会，NPO法人ささえあい医療人權センターCOML. 高血圧の話. NPO法人日本高血圧学会，2014，11.

［4］宗像正徳. よくわかる最新医学 高血圧の最新治療. 主婦の友社，2012，3.

［5］医療情報科学研究所. 病気がみえる vol.8 腎・泌尿器. メディックメディア，2012，3.

［6］A.セフラー，S.シユミット. からだの構造と機能. 西村書店，1998，1.

富野康日己

肾内科医生，医学博士，出生于1949年。

1974年毕业于顺天堂大学医学部，曾出任顺天堂大学肾内科教授，顺天堂大学附属医院副院长，顺天堂大学医学部部长，顺天堂大学研究生院医学研究科科长等职位，2015年开始出任顺天堂大学名誉教授。

除出版面向医生、学者等的著作外，还出版了多本面向普通读者的健康科普图书，包括《自己可以做到的肾脏病的简单疗法80》（学研出版）、《副刊NHK今日健康 慢性肾脏病》（NHK出版）、《肾脏病应该知道的110问》（医齿药出版）、《完全图解 肾脏病和慢性透析》（法研出版）、《轻松治疗肾脏病的秘方》（法研出版）等。

日本肾脏学会·日本内科学会荣誉会员。亚洲太平洋肾病学会理事、前理事长。现任医疗法人社会团体松和会常务理事，亚洲太平洋肾研究推进室室长。

座右铭：研精不倦。